たんぱく質リッチで
ムダ食い・肥えグセ
不安が消える！

整う食事

豊永彩子●管理栄養士

実業之日本社

はじめに

最近なんだかいつもだるい、前より疲れやすい。
食事を減らしても痩せにくくなった。
代謝が悪くて、いつもむくみやコリがある。
ナーバスになることが多くてココロが不安定。

女性なら誰もがかかえるこんな不調。その原因のひとつは、乱れた食生活にある、そう気づきながらどうしていいかわからない……。
本書はそういったかたに向けて、幸せな食事で心身を整える方法をお伝えします。

はじめまして、豊永彩子です。普段はフリーランスの管理栄養士として、個別のカウンセリングや企業向けセミナー、オンラインサロンの運営、商品のプロデュースをしています。これまで1000人以上の「食の迷子」になっているお客様と真剣に向き合ってきた経験で、自分の心身は自分で整えられるようになることが、何より大切なのだと気づきました。

多種多様な生活スタイルがあるなかで、機械的に「これだけやれば大丈夫」という魔法のような方法はありません。健康ブームの世の中で、そんな方法があったなら、すでにみなさん健康なはずです。そこで本書では、自分で自分の心身を整えるために必要な、3つのチカラを育むことを目的にしました。

① **自分の状態を客観的にみるチカラ。**

② **①をもとに、なにを食べるか判断するチカラ。**

③ **①と②を合わせ、日々の食卓を幸せで豊かにするチカラ。**

世間で話題になる食事法の多くは「すぐ痩せる」「すぐ結果が出る」ことが

目的で、きつい我慢を強いたり、食べる幸せや価値を大切にしていないものが多いと感じます。

ですが、食欲は気合いや根性でコントロールできるものではありません。それどころか、多くの場合はその我慢で不調が加速してしまいます。

世間の情報に振り回されてきたかたに、お願いしたいことがひとつ。

まずは、**「健康的な食事には、手間や我慢がいる」という思い込みを手放しましょう。**

外食がちでも、好き嫌いが多くても、ずぼらでも、大丈夫。あなたの今の生活で、無理なく楽しく取り入れられる方法が、この本で必ず見つかります。

第1章では、①に必要な知識をお伝えします。心身の仕組みや、不調の原因、今の自分の健康状態をどう判断したらいいかがわかります。

第2章と第3章では、②と③のチカラがつきます。

第2章は、食事の質がぐんとアップする実践的な方法「スモールステップ食習慣」について。今の生活を大きく変えなくても取り入れられる、小さなコツをまとめたオリジナルメソッドです。あなたの生活にフィットするものが、必ず見つかるはずです。

第3章は、たんぱく質リッチな食事法について。現代人は、気づかぬうちに慢性的なたんぱく質不足に陥りがちです。まずはたんぱく質を意識するだけで、体調が大きく変わることを実感できるでしょう。

実践した多くのかたから「何をやってもだめだったのに、甘いもの依存から卒業できた」「我慢してないのに痩せた」という感想を聞きます。

この本のメソッドなら、自分だけでなく、衣食住を共にする家族やパートナーの健康を守ることができます。

あなたとあなたの大切な人が笑顔で過ごしていくための食生活の術を見つけていきましょう。

おいしい食事で、あなたはもっと輝けます。

もくじ

第2章 スモールステップ食習慣

第3章 たんぱく質リッチ

第4章
体型の変化との向き合い方

序章

無意識の自分に気づく

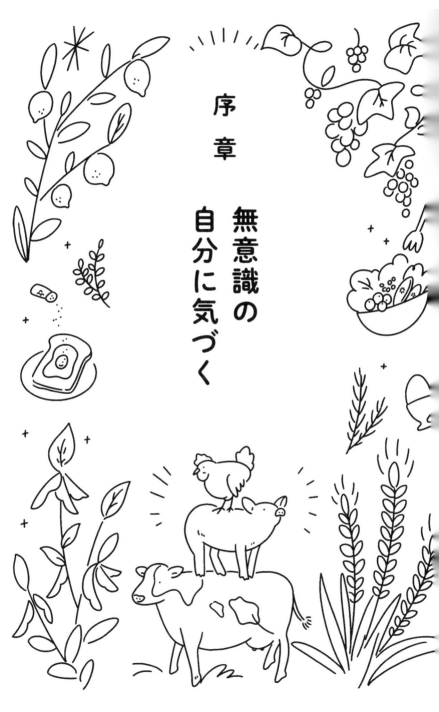

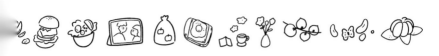

「無意識」に気づくことから始めよう

考え方やしゃべり方に人それぞれのクセがあるように、食べ物の選び方、食べ方のクセも、人それぞれ。

幼少期の食経験や、食に対する考え方、そもそもの性格など、このクセには様々なことが影響しています。注目したいのは、どんなときに食行動が乱れやすいか。クセは、食行動が乱れるときに、特に強く表れるからです。

食行動とは、食材を選ぶ・作る・食べる・使う＝消化・吸収・代謝・排泄といった「食べる」にまつわる一連の行動のこと。

忙しいと食事を抜きがちになる。

イライラすると食べ過ぎてしまう。

一度ハマったら同じものばかり食べ続ける、などなど。

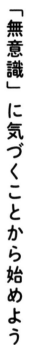

これらのクセを自覚するために、まずは次の「食習慣タイプ診断」から始めてみましょう。

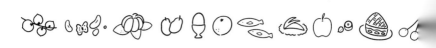

これは、さまざまな研究データや私のカウンセリング経験をもとに、独自で編み出した診断で、乱れを改善するための糸口となるはずです。

健康法や食事法の知識がいくらあっても、自分に合った活かし方がわからないと、活用できません。

今まで、いろんな健康法やダイエット法を試しても、望む結果を手にできなかったかたは、この診断で自分の状態を見つめ直し、自分に合った食生活を見つけられるはずです。

方法

次の10個の設問について、もっとも近いものをA、B、Cの3つの回答から1つ選んでください。「こうありたい」という願望ではなく、自分の胸に手を当てながら、できるだけ正直に選びましょう。

自分で判断しにくい場合は、家族や友人など身近な人に聞いてOKです。回答数がもっとも多いアルファベットが、あなたの食習慣タイプです。同数の場合は、ミックスタイプなので、両方をチェックしてください。

「食習慣タイプ診断」

① 他人からよく言われる印象

A　明るい
B　落ち着いている

C　真面目

②
自分で思う性格の傾向

A　頑張り屋だが飽きっぽい
B　慎重に時間をかけてコツコツ努力する
C　豊富な知識があり計画的に取り組む

③
ストレスが溜まったときの状態

A　八つ当たりをしてしまう
B　自分を責めてしまう
C　どうでもよくなる

④ 決めたことができなかったときの気持ち

A　開き直る

B　自分を責める

C　原因を分析する

⑤ 何かを決断するときの傾向

A　好きか嫌いかなどピンときた直感を重視

B　過去から今までのストーリーを浮かべて選ぶ

C　現実的なデータや数字、計画性で決断する

⑥ 時間が無いときの、食事の傾向

A　立ち食いしたり、とりあえず食べられるだけ頬張る

B　十分な量が食べられずに、あとでお腹が空く

C　予定をずらしてでも、なんとかして時間を確保する

⑦ パーティーなど、会食時の食事の傾向

A みんなでワイワイ楽しく賑やかに楽しむ

B 親しい人たちと少人数で楽しむ

C 本当に信頼している人と時間を決めて楽しむ

⑧ ダイエットの失敗パターン

A ルールを守っているのに結果が出ない

B 決めたことができずに結果が出ない

C 途中でやめてしまう、または、ダイエットそのものをあまりしない

⑨ **料理に対する傾向**

A　バリエーションは少ないがきちんとこなせる

B　あれこれ作るのが好き、あるいは、新しいメニューにも挑戦したい

C　レシピを見て作りたい、あるいは、自己流の挑戦はしない

⑩ **ストレスが溜まっているときの食事のとり方**

A　ガツガツ早食いになる

B　お腹が減っていないのにダラダラ食べる

C　普段食べないような物を食べたくなる

A　チャーミングな直感タイプ

流行に敏感で、情報収集力が高いあなた。健康法やダイエット法に関しても、新しいものを次々に試しますが、**効果を感じる前に飽きてしまったり、ほかの新しいことに乗り換えたりしませんか。**瞬発力やスピード感はあなたの強みで、いろんなことに挑戦するパワーは大きな魅力です。ただ、即効性があるものばかりではないから、**効果が出るまで「気長にゆったり」という姿勢も必要。**

何かひとつの方法を始めたら、自分に合っているかどうかを考えて、合っていそうなものは少し続けてみて。そうした振り返りを行うことで、「これなら体調がいい感じで、ずっと続けられる」という習慣が見つかるはずです。のんびりいきましょう。

気をつけたい食行動…ストレスによる過食

B　マイペースな理論的タイプ

自分の考えをしっかり持っていて、周囲に振り回されることが少なく、いつも冷静なあなた。その反動か、**忙しさや疲労、ストレスが重なってやる気が低下すると、衝動的になって食生活が乱れることが多くありませんか。**お腹は大して空いてないのに、イライラやうつうつとした気持ちを晴らすために食べ続けたり、逆に、食べることが面倒になって食事を抜いてしまったり。いつもの冷静なあなたは、きちんとした食生活を送りたい、という思いが人一倍強い分、**きちんとできなかったときの自分を責めてしまいがちです。**

忙しさや疲労、ストレスによる気分の乱れを食べることだけにぶつけないように、次の週末にやりたいアクションや始めてみたい趣味などを書き出して、上手に気分転換する習慣を持ちましょう。

気をつけたい食行動…**ダラダラ食いや食欲ダウンによる欠食**

C　スタイリッシュな計画的タイプ

物事を論理的に考えるのが得意で、目標ができたら緻密な計画を立て、達成するまで着々と進めることができるあなた。食べることに関しても、**美味しさや心の満足感よりも、体に必要な栄養補給として捉える傾向が強くありませんか。**毎日同じものを、同じ分量食べ続けられる正確性はあなたの長所ですが、**度が過ぎると機械的な食生活に陥り、食べる楽しさや幸福感を忘れてしまいがち。**

あえて何も計画がない日を設けて、実は食べたいと思っていたものを食べたり、気になっていたお店に行ってみましょう。食生活も緩急が大切。記録や分析も得意だから、手帳やブログで、食事日記を始めるのもおすすめです。

気をつけたい食行動…楽しくない機械的な食事

さて、結果はいかがだったでしょうか。

図星だと納得される方もいれば、部分的にちょっと違う気がするなぁ、と思われた方もいるでしょう。

食習慣には、無意識、無自覚の部分がたくさんあるので、ピンとこない部分もあるかもしれません。

いずれにしても、食から生活を整えるヒントになるので、頭の片隅に置いて、この先を読み進めてください。

第1章

なぜ私たちは整わない？

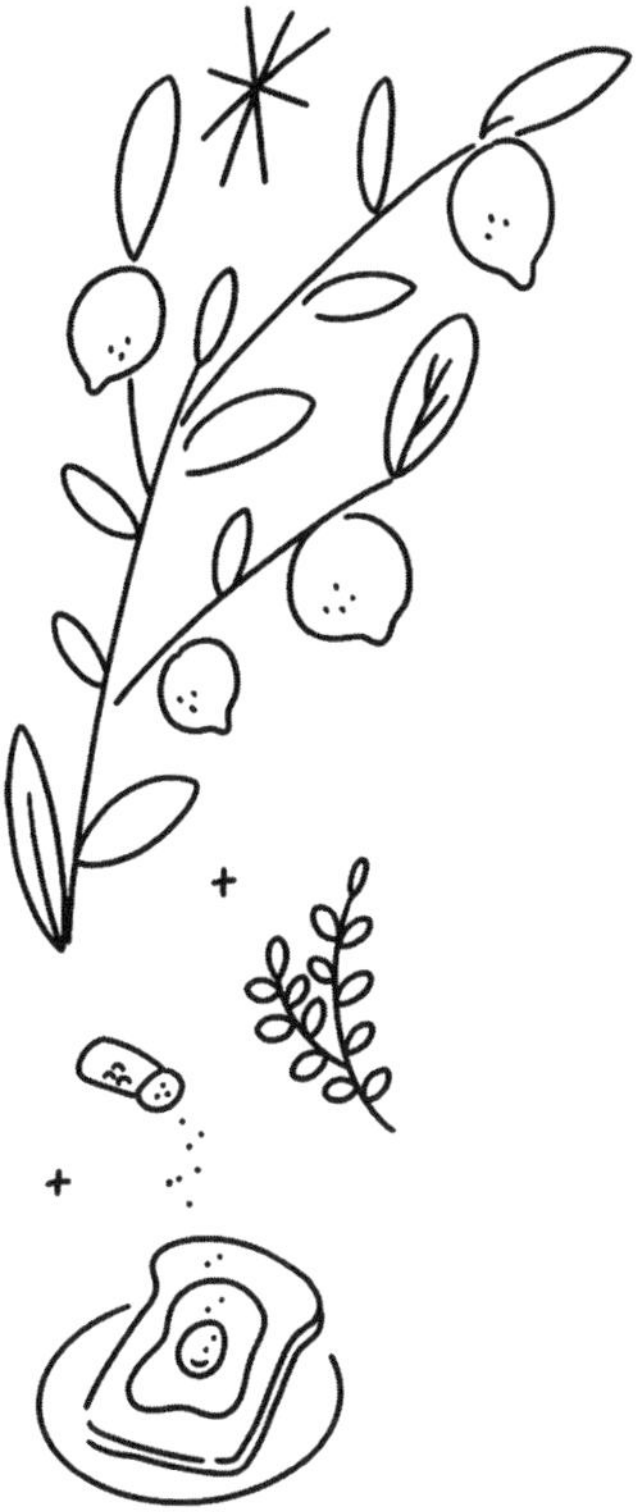

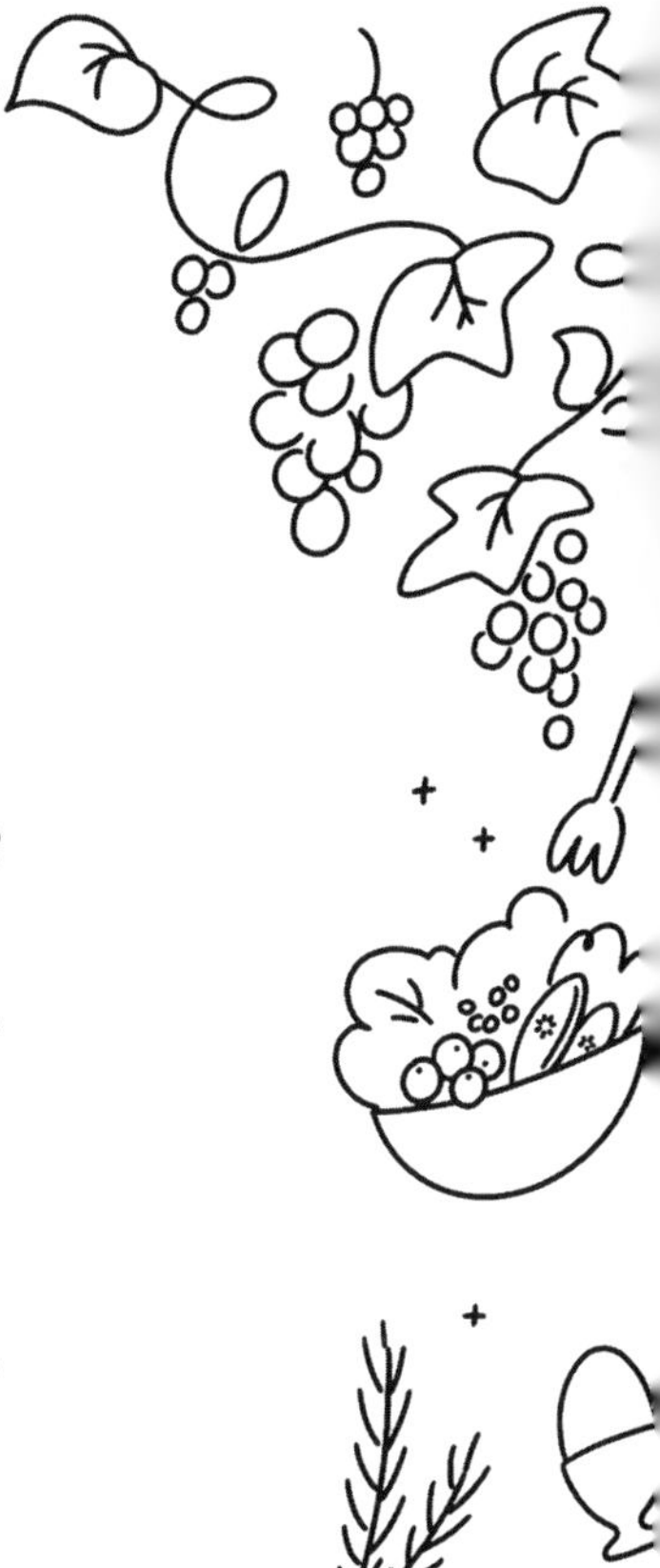

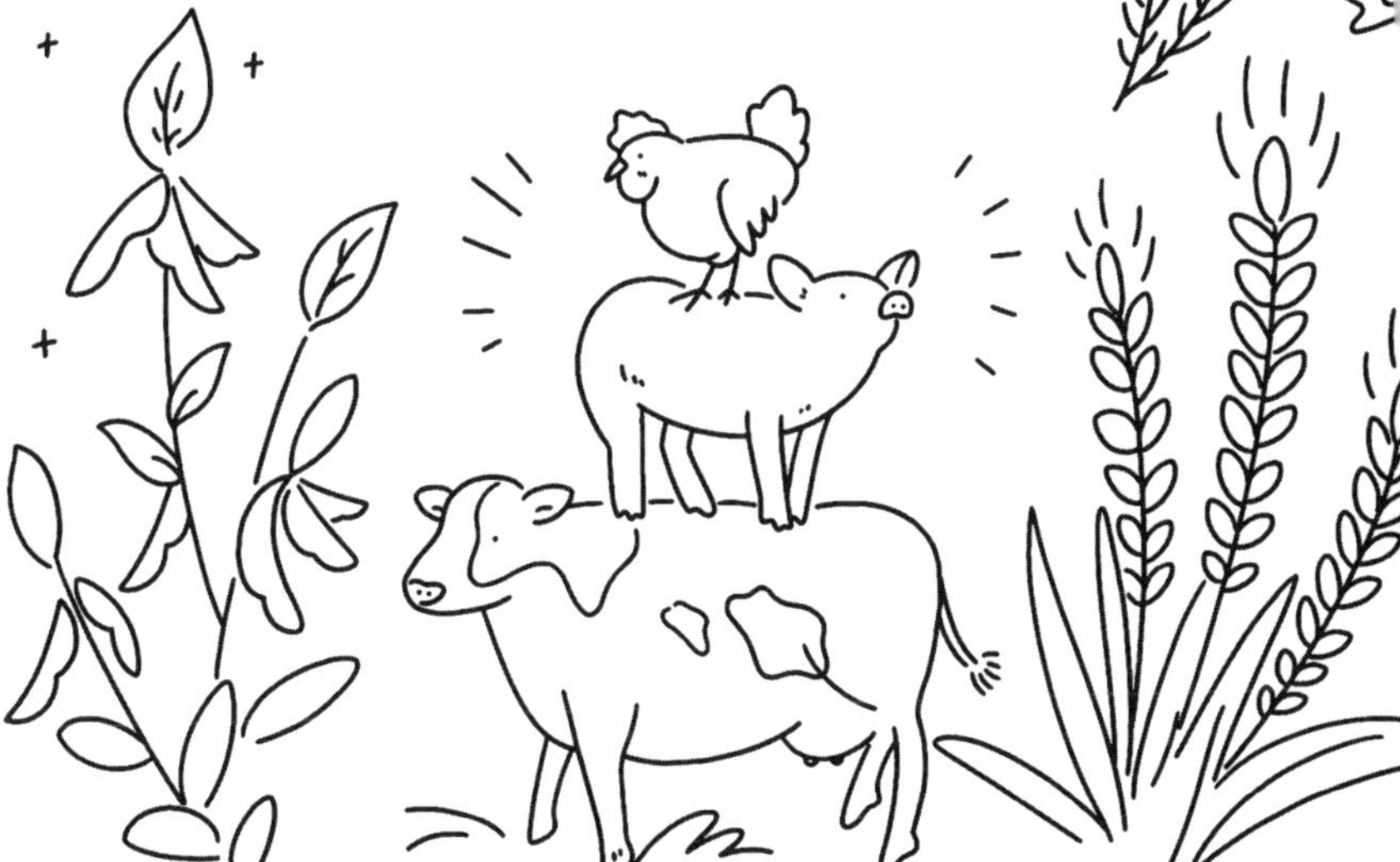

なんだかだるい……
その原因は栄養不足⁉

なんだか疲れやすい。
少しのことでネガティブになりやすい。
脂肪がつきやすく筋肉がつきにくい。
太りやすくなった。
イライラしやすくなった。

見て見ぬふりをしがちなこの不調。これら**心身の不調や体型の悩みの主な原因は、慢性的な栄養不足や偏り**だということに、気づいているかたはそう多くありません。

これだけ豊かな時代に「栄養不足？」と思うかもしれません。

しかし健康で美しいカラダと前向きなココロの両方を整えるためには、たくさんの栄養素が必要になります。それを日々の食事だけで補うことは、決して容易ではありません。

さらに**女性であれば、男性以上に「栄養不足のリスク」を抱えています。**女性には、栄養を消耗する場面がたくさんあるからです。

例えば……

・毎月の月経による一定量の出血
・妊娠出産、育児（この時期が「体内栄養素の消耗ピーク」になります）
・更年期でのホルモンの大きな揺らぎによる体内栄養素の消耗

などなど。

こういった局面では、消耗に立ち向かうための「栄養素のストック」が日ごろからどれだけできているかが重要になります。きちんと備えられれば、不調知らずの自分に近づけるでしょう。

「月経やホルモンに振り回されて、オンナって大変！」と嘆くのではなく、「栄養素のチカラ」をうまく活かせば、女性としての人生をアクティブに楽しめるのです。

こんな時代だからこそ栄養不足になってしまう

なんとか食事を整えたい、食べ過ぎないように精一杯気をつけている、そんなお客様の多くが「いろいろやっても、結局続きません」と合言葉のようにおっしゃいます。

それも仕方ないことです。

「○○制限」「○○だけダイエット」「ヘルシー＝低・ノンカロリー」など、日々スマートフォンやテレビから無意識に刷り込まれる情報の多くが「引き算」のスタンスだからです。

「普通に食べること＝悪」という認識が刷り込まれてしまうため、気づかぬうちに、制限や我慢が前提となってしまうのです。そうなると、日々の食事への楽しみを失ってしまうことに。

忘れてはいけないのは、やっぱり**「カラダとココロのベースは食生活にある」**という大前提。より具体的に言うと、次の2つのことです。

- **消耗される栄養素の量は、体調によって日々変わる**
- **食べる量（ＩＮ）と、消耗量（ＯＵＴ）のバランス次第で、だれでも容易に栄養不足になる**

２つめは、お給料は毎月変わらなくとも、急な出費で貯金額がドンと減ってしまう……というお金の仕組みとそっくりです。

栄養不足は、不足を補う食事で解決できる。そんな当たり前のことはだれでもわかります。

わかっちゃいるのに、なぜ私たちの食生活は乱れてしまうのでしょう。

整わない理由❶
「忙しすぎて食事に気を使えない」

「忙しくて、そんなに食事に気を使えない」

「身体に良い食事は手間がかかる」

「そもそも料理は苦手だし、時間を割いて考えるのが億劫」

これらは、お客様と出会ってすぐに聞くフレーズの代表です。

仕事や育児、家事に趣味……。
すでにやるべきことがたくさんある！
そのうえで「食」にまで気をまわす余裕がない！
食事だけでも、何も考えないで単純に楽しみたい！

そう思っているかたがたくさんいます。
要するに、みんな忙しくて余裕がないのです。

じゃあ、どうすれば？

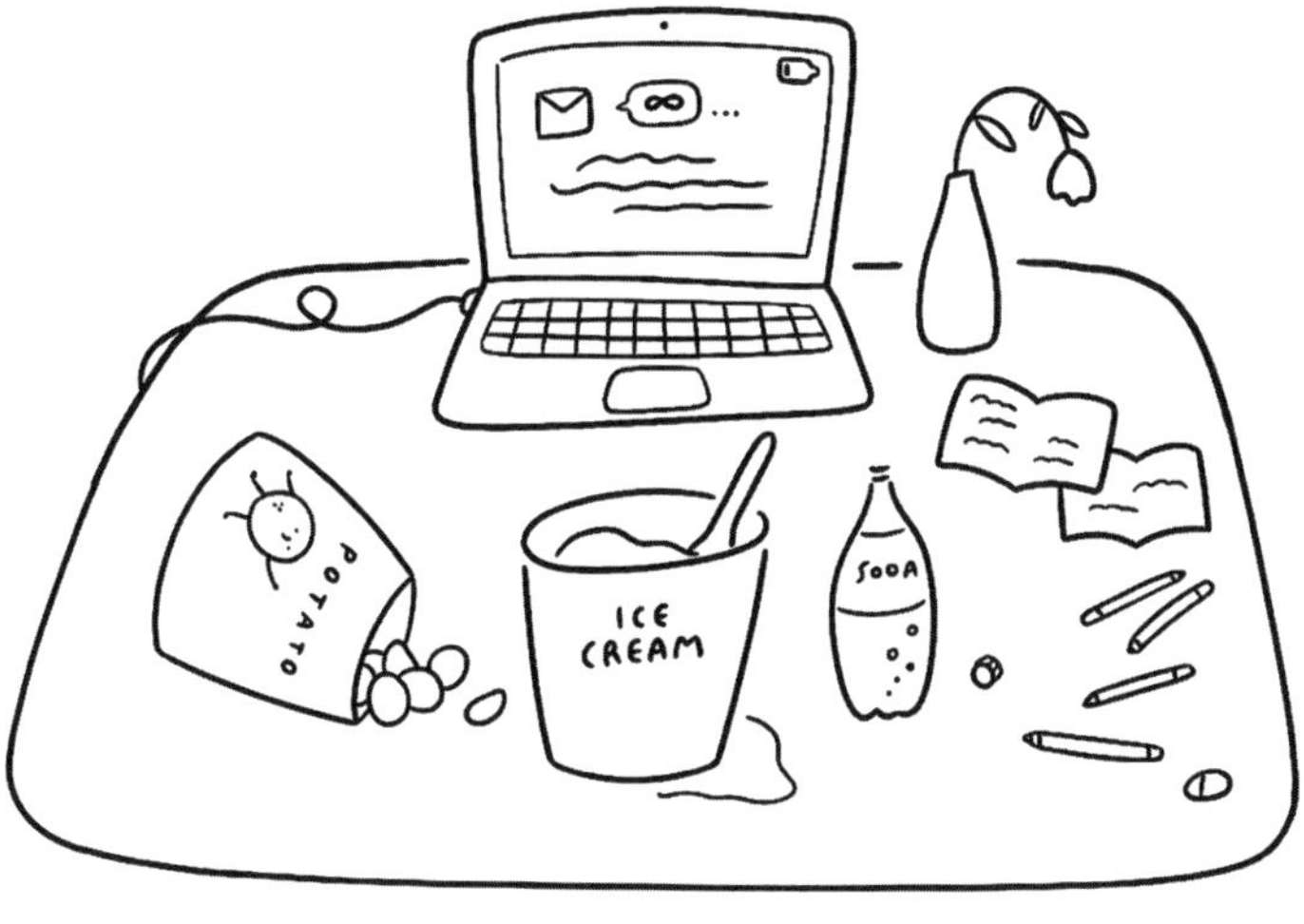

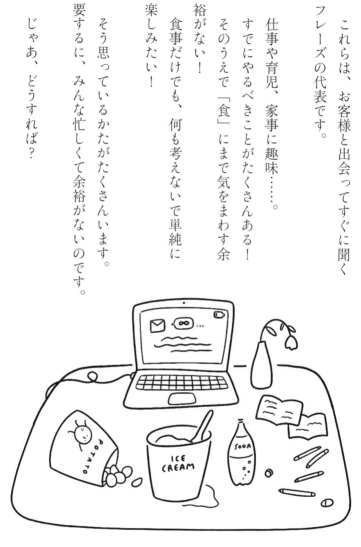

この悩みに対する答えを、私は長年考えてきました。

忙しい、自炊ができない人に、自炊しましょう、と言っても難しいものです。そこで重要なのは、食事を整えるために**「いまの環境でもやってみたい!と思ってもらえて、続けられる」**提案をすること。その視点で生まれたのが、第2章で紹介する**スモールステップ食習慣**です。

自炊でも外食でも、自分のライフスタイルに合わせて「知っている」から「できること」を増やし、「成功体験」を重ねていく方法をまとめました。

このステップが、「自信」と「継続のモチベーション」を育みます。

どんなに忙しい人でも、どんなライフスタイルの人でも、ほんの小さなことから始められることがあるのです。

整わない理由❷
「情報に振り回されてしまう」

だれもが家庭科の授業で「三大栄養素」を教わります。

たんぱく質、炭水化物、脂質。

では、この3つをバランスよくとる方法を知っていますか。

食事に関する実用的なことや本質的なことは、じつは誰も教えてくれません。

インターネットでいくらでも検索できますが、本質的な情報にたどり着くのは、とても困難な時代です。

なぜなら、情報は「本質」よりも「話題性」「即効性」ばかりが強調されてしまうからです。

断食、単品食事法、置き換えダイエットなどのわかりやすい食事法に、ついつい振り回された経験はありませんか？

そんな時代では、本当の意味で「健康でありたい」「美しくありたい」と願う当たり前の気持ちや、「食べること」が「カラダとココロを作る」という事実を忘れてしまいがちです。

極度の情報社会に生きる私たちが、**自分に合う食事法を見つけて、一生迷わなくなる方法は、自分と向き合い、目的を見失わないですむように、自分の中にブレない軸を作るしかありません。**

何かをやり抜くには、**「十分な目的と理由」**が必要になります。

本書では、216ページで自分と向き合いながらその目的と理由を明らかにする方法をご紹介しています。

理由と目的を自覚すると、あなたが食事を整える上での「ゴール」も明確になり、なかなか変われなかった自分とさよならできる可能性がぐんと上がります。

今後また食生活で迷うことがあれば、ここでの答えに立ち戻ってみましょう。

お客様からよく聞く答えは、

「楽しくごはんを食べられる私でいたい」

「好きな洋服を楽しみたい」

「いつも前向きな自分でいたい」

「きれいで元気で、子供たちの自慢のママでいたい」

など。


それらすべてに共通するのはひとつ。

「食事を整えるのは、いつも笑顔でいたいから」だということ。

プロとして一番の体現者でありたいという思いを込めて、私自身でも大切にしている言葉です。
目的と理由が明確になれば、モチベーションが上がり、食事自体が楽しくなるはず。
自分だけのブレない軸を見つけて、迷いから解放されましょう。

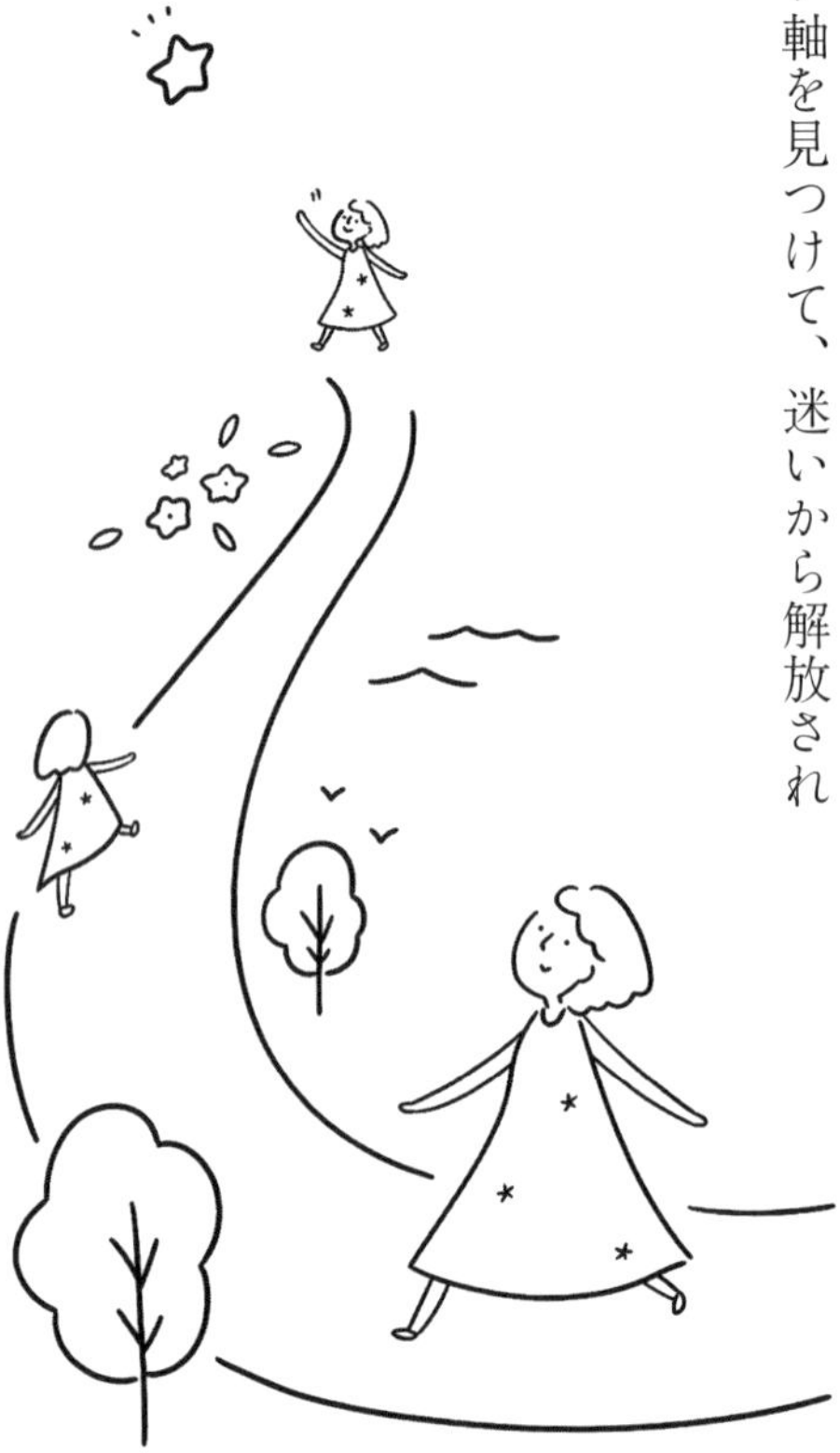

整わない理由❸
「食べている」けど「とれていない」

私たちは機械ではないので、ただ食事をすればOKというわけにはいきません。食べた物をカラダの中で栄養としてうまく活かせなければ、健康のバランスは崩れていきます。

つまり、「とれる」状態であることが大切なのです。

「とれる」状態とは

とれる状態とはズバリ、**「食べたものをカラダの中で栄養としてうまく活かせる状態」**のことです。

食べものは、口の中で咀嚼《そしゃく》されゴックンと飲み込まれると、食道、胃、十二指腸……という道順で運ばれ、消化・吸収されます。

その後、食べた物が必要に応じて利用（代謝）されることで、私たちのカラダやココロは整っていきます。

この、消化吸収から代謝・排泄までのメカニズムが、スムーズに行われる。これが理想の「とれる」状態です。


残念ながら、私たちのカラダは機械のように正確ではないため、このメカニズムには時々不具合が生じてしまいます。

では、どんなことが原因で不具合が生じるのでしょう。

それを、「カラダ」と「ココロ」の切り口に分けてご紹介していきます。

とれないココロ編

食事には**「栄養を補う」**ことと同じくらい大切な役割が、もうひとつあります。
それは、**「幸福感を得る」**ことです。

誰かと食べる食事が一人のときよりおいしいと感じる。
同じものを食べても、心地よい空間、安心できる場所のほうが、おいしく感じる。
ずっと食べたいと思っていたものを食べることで、心が満たされる。

こんな経験が誰にでもあるのではないでしょうか。

幸福を感じる食事は、食欲と同時に、私たちが当たり前に持つあらゆる「欲求」を満たしてくれます。

食事で幸福を感じるココロの状態。

私はこれを「とれるココロ」と呼んでいます。どんなに栄養バランスがいい食事でも、とれるココロがない限り、食事の役割は半減してしまうのです。

にもかかわらず、私たちは忙しい日々の中で、いつの間にか「とれないココロ」に陥りがちです。

ここからは、私のカウンセリング経験をもとにまとめた「とれないココロ」に陥るケースをご紹介します。

あなたが陥りやすいパターンはどれでしょうか。

case 1 お惣菜や外食をうまく活かせない

「仕事が忙しくて、料理もあまり得意ではありませんが、子供もいるしちゃんと作らなきゃと心がけています。でもやっぱり余裕がなくなってしまって、子供にはがみがみ怒ってしまい、旦那にもイライラしてしまいます。」

こんな相談をたくさんいただきます。

おいしくごはんを食べながら、今日あったことをシェアしたり、温かい団らんの場にしたいのに、ココロと時間の余裕がない……。

そんなときは、スーパーのお惣菜や外食に頼ったって大丈夫！

手作りにこだわり過ぎず、上手に手抜きをしながら、1日頑張った自分を癒せる食事にすることが大切です。

そうすることで、お惣菜や外食ならではの「味や素材の組み合わせ」や「バリエーション」に出会えます。

選び方やバランスにちょっと気をつけるだけで、自炊にはないメリットを生み出せるのです。174ページで活用術をお伝えします。

case 2 我慢や犠牲が必要だと思い込んでしまう

「ダイエットを始めたので、低糖質や低カロリーメニューを徹底しました。サラダチキンや低糖質のパンを選び、お米は食べません。すると子供から、『お母さんのダイエットのせいでごはんがおいしくない』と言われてしまって……。私だけ別メニューにすべきでしょうか。」

綺麗になりたいと願い、行動を起こしたお母さん。

とても素敵だと思いませんか？

しかし、そこにおいしさという幸せがな

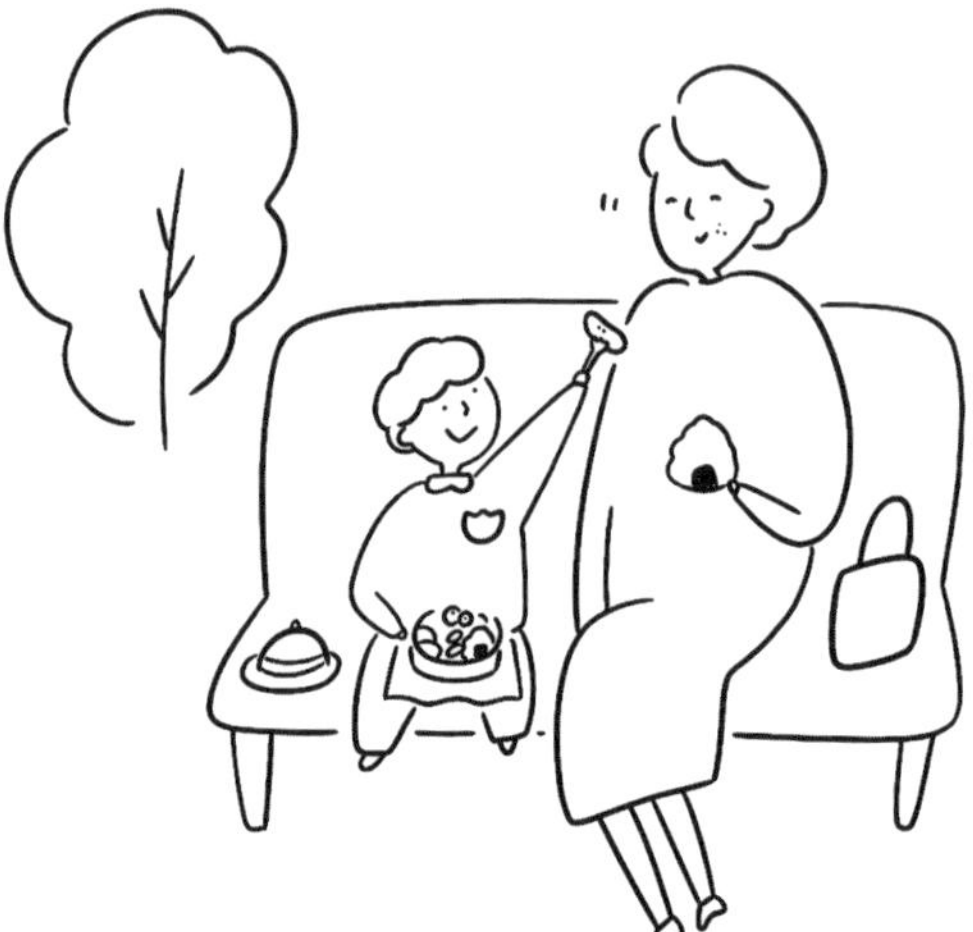

いため、家族からは応援されていません。家族の絆を育むべき食卓が犠牲になっていることに、私も辛い気持ちになりました。

例えこの方法で痩せてきれいになっても、家族みんなが笑顔で健康になれないのなら意味がありません。

我慢や犠牲の多い食事は「とれないココロ」の温床です。我慢も犠牲もなく、幸せな食事でキレイになる方法がたくさんあります。

第2章以降で日々の食卓やスタンスを切り替えていきましょう。

case 3 ストイックすぎて食べるのが怖くなる

カウンセリングで日々の食事内容を聞くと、

「朝は、ごはんの量が80グラム、ヨーグルトは90グラム、サラダ100グラム、ゆで卵は2個食べています。昼はお弁当で、お肉は90グラムで……」と食材のグラムまで明確に答えてくれるかたがいます。

「でも体調も良くならないし、全然痩せられないんです。私はこれ以上、何を削ればいいのでしょう……。」

このように、「食べたい」より「食べなきゃいけない」が基準になってしまったり、誰かに指示された量の厳守に囚われすぎると、「とれないココロ」に陥ってしまいます。

栄養バランスを意識するスタンスは素晴らしいものです。

ですが、**ストイックになりすぎると、食べることが怖くなり、好きなものを食べる幸せや、誰かと食事をする楽しみをいつの間にか忘れてしまうのです。**

栄養バランスの調整は、頭で意識する「理性的」なものです。

一方、食欲はカラダとココロからのサインで、「本能的」なもの。

本能を上手に受け止めながら、理性も働かせる、この2つのバランスをとることが大切です。

意思や気合いでは食欲は抑えられない

イライラや、悲しい、辛い感情から「やけ食い」「ストレス食い」をしてしまったことはありませんか。

ネガティブに傾いた感情のバランスを元に戻すために、道具のように利用されるこの行動は**「感情的な道具的食行動」**と言われるものです。

衝動的で、食べるスピードが速く、食べるものにこだわりがなくなる、という特徴があります。このようなやけ食いの後には、大きな後悔が残り、ココロが晴れるどころか余計に傷つくこともあります。

食事を整えようと意気込んでいたタイミングであればなおさら、自分を責めて落ち込み、自信を失ってしまいます。

こういったケースに身に覚えがあるすべてのかたへ、声を大にしてお伝えします。

食欲コントロールがきかないのは「意志の弱さ」や「自分への甘さ」が原因ではありません。

食欲が感情の影響を受けるのは当然のことで、それらで調整できるほど単純なものではないのです。

だから自分を責めて後悔する必要はありません。こういった食行動の原因を減らすために、次の2つのポイントで自分自身を振り返りましょう。

- **ネガティブな感情を抱えると、どのような受け止め方や対処をするか**
- **ネガティブな感情の原因を取り除いていくために、何が必要か**

このように「感情との付き合い方」を振り返ることこそが、解決の鍵になります。

食行動を振り返り整えていくことで、体型や体調も変わっていくお客様を何人も見てきました。顔つきや表情までガラリと変わっていくのです。

原因と向き合うと食べるものが変わるだけでなく、食べ方と食事へのスタンスが変わります。その過程で、自分の感情や考え方のクセに向き合い、物事の受け止め方が変化していくからなのでしょう。

答えは自分の中にある

何を隠そう、私自身も高校、大学とハードなダイエッターでした。厳しい制限の反動で食べ過ぎてしまい、食事を楽しめず、体調も体型も崩れて、深く悩んでいました。

誕生日や特別な日に、家族と一緒にケーキなど甘いものを食べているときも「これを食べたら絶対太る」と思い込み、一緒に楽しめませんでした。「少しでも罪悪感を感じないタイミングに」と、自分だけ翌朝食べるほど、食べることが怖かったのです。

放課後に友達にアイスクリーム屋に誘われても、断るしかありませんでした。行っても楽しく食べられないことがわかっていたからです。

そんな我慢が続くわけもなく、結局深夜にこっそりファミリーサイズのアイスクリームを箱から直接、隠れ食い……。器によそらず、箱のまま食べていたのは、「これはちゃんと食べているわけじゃない、ちょっと食べるだけだから」と自分自身に意味のない言い訳をして、ごまかしていたから。もちろん、実際には心が満たされないので食べ続けてしまう……。

堂々と楽しんで食べたほうが、よほど少量で満足できた。今ならそれがわかります。でも当時は、栄養学を専攻する現役の学生にも関わらず、自分の健康や体型すらコントロールできていませんでした。そんな自分に常に苛立ち、不安を抱えていました。

きれいでいたい、アクティブで前向きな自分でありたい。そう願うキラキラした気持ちが、いつの間にか自分を追い込み、自信を失う原因になっていました。**無理に我慢をして押し込めていた思いは、いつか必ず反動がくる。**このことにやっと気づいたのは、自分の食事のクセを知り、「とれるココロ」を育めるようになってからです。

教科書にも書かれていない「正解」は、自分自身の内面と向き合うことで、見つけられたのです。

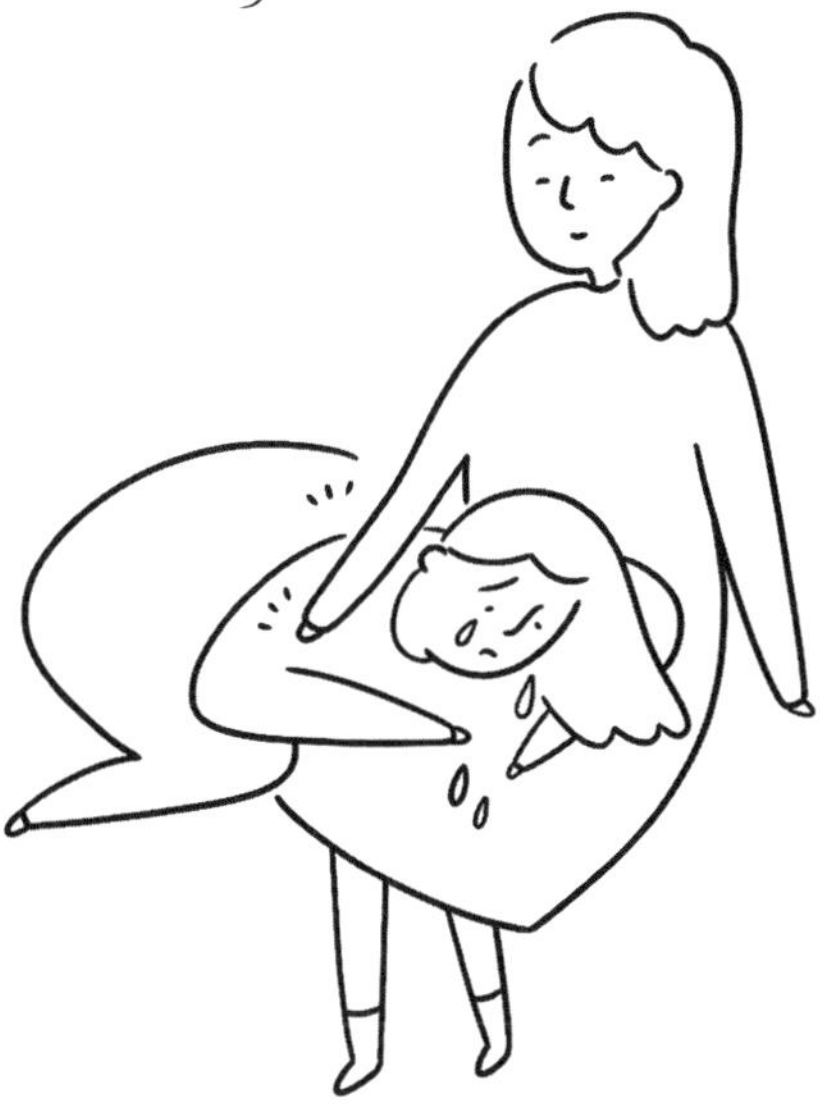

とれないカラダ編

栄養がとれるカラダ＝とれる内臓

繰り返しになりますが、「とれる」とは、食べたものをきちんと消化吸収して、体内で利用（代謝）できる状態のことです。

消化吸収から代謝までは、おもに内臓の仕事。

手足とはちがい、内臓は私たちの意思で動かすことができません。

内臓を動かしているもの、それは「自律神経」です。

自律神経は、心臓の鼓動も含めて内臓全体の働き、血流、脈拍、発汗、唾液の分泌を自動調整しています。カラダの栄養状態をはじめ、心理状態や外部環境などの情報にもとづいて調整されるため、一定ではありません。

つまり、**「自律神経の働きは、カラダやココロや環境と連動している」**ということ。

食事バランスを整えたり、カラダにいろいろと気を使っているのに、体調や体型が整わない……。そんなかたは、自律神経とカラダ、ココロ、環境の連動がうまくいっていないせいで、「とれない」カラダになっているかもしれません。ここからは、とれるカラダにブレーキをかけてしまう原因に着目してみましょう。

自律神経が栄養吸収のカギとなる

自律神経には、**交感神経**と**副交感神経**という2つがあります。

交感神経は興奮状態（ON）、副交感神経はリラックス状態（OFF）で優位に働きます。

大切なのは、この2つがメリハリをもって機能すること。

朝起きたら、「1日アクティブに過ごそう」とやる気スイッチが入り、交感神経（ON）が優位な状態に。

帰宅して夕食のあとは、ゆったりリラックスしながら、副交感神経（OFF）が優位な状態でベッドに入る。

そんな一日が理想的です。

残業や接待が多い。自宅に戻ってもゆっくりできない。イライラしていることとが多い。こういった生活が続くと、リラックスした状態が極端に減って、ほぼ1日中交感神経（ON）が優位になってしまいます。

ここでキーワードとなるのが「ストレス」です。

私たちは生きていると日々、何かしらのストレスにさらされます。仕事で感じる不安や緊張、人間関係で生じる戸惑いやいらだち。長時間労働や気温変動による疲れ、怪我やコリによる痛みなど……。ストレスにも、ココロとカラダにまつわるさまざまな種類があります。

ストレスは一概に悪者ではなく、適度な場合は、やる気を引き出すきっかけになってくれます。

気をつけたいのは、過度なストレスや慢性的なストレスです。

過度なストレスで「とれないカラダ」になっている

ストレスを受けると、カラダは交感神経（ON）が優位な状態になります。この状態が続くと自律神経のバランスが崩れ、内臓機能は省エネモードが続いてしまいます。このときどんなに栄養価の高いものを食べても、消化吸収のメカニズムがうまく働かず、結局カラダは栄養素をうまくとりこめない「とれない」状態になってしまう、ということです。

食べ過ぎてないのにお腹の張りが気になる。
呼吸がしづらい。
空腹感をあまり感じない。
こんな自覚症状があるかたは、とれない状態になっている可能性があります。

食べたものを消化吸収するのは、胃・十二指腸・小腸などの消化器官と呼ばれる部分。その働きをサポートする消化酵素の分泌は、「副交感神経（OFF）が優位」な状態で活発になります。

忙しいと、PCやスマフォを見ながら仕事モードの延長で食事をしてしまいがち。それだと交感神経（ON）が優位な状態のままなので、内臓は準備ができていません。

OFFモードに切り替えるために、食事の始めに「ふー」っと息をはいて「いただきます」と声に出す、または心で唱えることを心がけてみましょう。呼吸を意識して整えると、自律神経も整います。

腸と脳の関係

「とれないカラダ」を語るのにもうひとつ重要なキーワード、それが「腸」です。

最近は「腸活」「腸内環境」が話題となり、注目度はアップしていますね。

腸は「第二の脳（セカンドブレイン）」と別名がつけられるほど優秀な臓器で、脳と腸は密接に影響し合っています。

こんな経験はありませんか？

・お腹の調子が悪いときは、集中力が落ちたり、気分的に落ち込む
・食べ過ぎたり、お腹の張りがあるときは、カラダが重くてだるい
・極度の緊張や嫌なことがあると、便秘や下痢になりやすい

こうした心配や緊張などのネガティブなサインを脳が感知すると、それが腸へ伝わり、便秘や下痢・腹痛などを引き起こします。これは、ストレスから身を守ろうとする一種の防衛反応です。

逆に腸の働きが悪いときは、その状態を脳が感知して、ストレスに対抗するためのホルモン（コルチゾール）を分泌して、身を守ろうと働きます。腸が正常に働きだせば、脳はその分泌を抑制します。しかし腸が正常に働きださなければ、分泌は促進されたままになり、カラダはストレスにさらされ続けることに。これがまさに、「とれないカラダ」の状態です。

「とれるカラダ」に整えるには、ストレスをため込まずに上手にケアし、腸内環境をいい状態に保つことが欠かせないのです。

脳と腸が連動し
食欲や心の調和をとるメカニズム

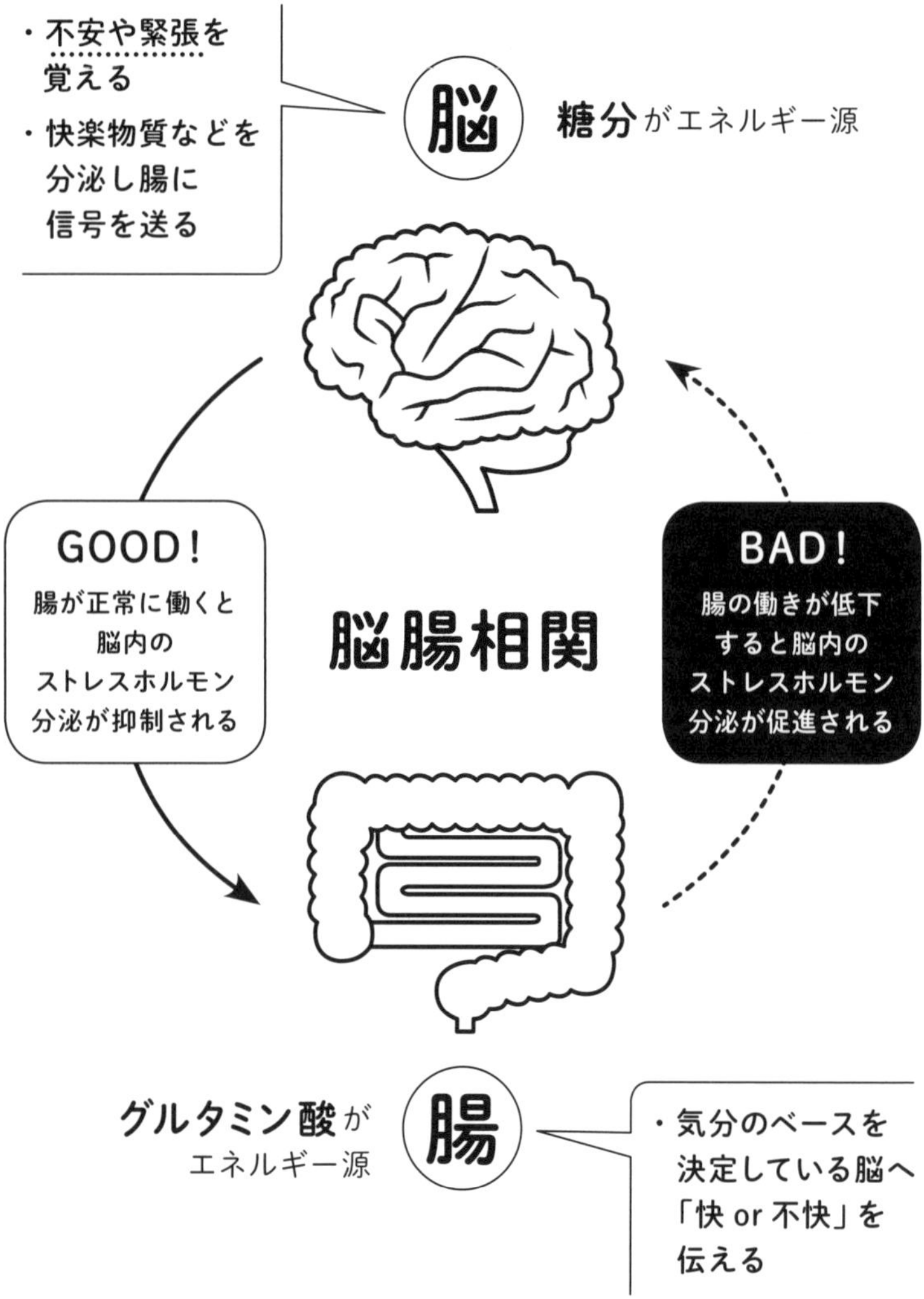
・不安や緊張を覚える
・快楽物質などを分泌し腸に信号を送る
脳
糖分がエネルギー源
GOOD!
腸が正常に働くと
脳内の
ストレスホルモン
分泌が抑制される
脳腸相関
BAD!
腸の働きが低下
すると脳内の
ストレスホルモン
分泌が促進される
グルタミン酸が
エネルギー源
腸
・気分のベースを
決定している脳へ
「快 or 不快」を
伝える

10kg太ったストレス太り、4kgやせたストレスやせ

「とれないカラダ」に陥ると、ストレスで太る場合もあれば、痩せることもある。私はそれを20代で経験しました。

過去最高体重を記録したのは大学生時代。短大を卒業し、四年制大学に編入学した卒業までの２年間でした。

私が編入学をした管理栄養士専攻は、とてもハードなカリキュラムでした。大学生活を謳歌する余裕は一切なく、授業の席は、成績順によって決められます。そんな重圧と戦いながら、日々狂ったようにレポートや課題に没頭していました。

座っている時間が長かったため、「このままでは太る」という恐怖から、食

事や間食もかなりストイックに管理していました。しかし、頑張って管理すればするほど、なぜか体重と体脂肪は増えてしまう。

おまけに月経は1年弱止まってしまいました。

毎朝腹痛で目が覚めて、呼吸が苦しくて座っていられないほどのお腹の張りもあるのです。にもかかわらず、病院の検査ではなんの異常もみつかりません。原因不明の不調に自己流で対応するしかなく、毎日大量の漢方薬を飲み続けていました。

気がつけば10キロほど体重が増え、人生最高に太ってしまったのです。

その5年後には、逆にストレス痩せを経験しました。転職を機に大阪で一人暮らしが始まり1年半ほど経った頃、今度は急激に痩せてしまったのです。

当時はベンチャー企業勤務だったこともあり、朝早くから夜遅くまでの激務の日々でした。忙しさの中にやりがいを感じることもありましたが、ストレスを感じることもたくさんあり、最終的には張り詰めていた糸が「ブツッ」と切れてしまいました。
ガリガリにやつれ、食事が喉を通らなくなるほどの状態に。このときの体重は今よりも2キロ少ないだけでしたが、暇さえあれば横になっていたいほど全身がだるく、朝はなかなかベッドから起き上がれませんでした。フルーツやゼリーしか喉を通らない異常な状態が続きました。

あとで振り返って、これはカラダが過度なストレスから身を守ろうとしていた反応だったのだとわかりました。その反応で、自律神経やホルモンが乱れてしまったのです。

「ストレスで太る」現象は、ストレス対抗ホルモンのひとつ、コルチゾールの過剰分泌によるもので

・不眠
・皮下脂肪の蓄積

・食欲増進

を引き起こします（ホルモンは睡眠にも大きく影響します）。

最近の研究では、コルチゾールの分泌量は、お腹の脂肪量や肥満体型に強い関連があることが明らかになっています。

強い不安を感じることで、食欲抑制ホルモン（CRH／コルチコトロピン放出ホルモン）の分泌が促進され、自然と食欲が低下してしまう。これが「ストレス痩せ」の原因なのです。

もうひとつの原因が、自律神経です。ストレスで交感神経（ON）が優位になると「今は食事のタイミングじゃない！」とカラダが認識します。すると内臓が省エネモードになり、食欲が低下します。

このように、食欲や食べる行動には、目には見えないカラダとココロの様々な要因が関係しているのです。

この経験から、皆さんへお伝えしたいことが3つあります。

1. 体調や体型は、たくさんの要素が複雑に影響し合っている。

自分のカラダだけでなく、ココロの状態にも目をむけてみましょう。両方を見ることで、自分に本当に必要な食事や栄養が明らかになります。

2. 「食行動」で心身の状態がわかる。

自分の状態を知るための重要なてがかりとなります。ご家族の食行動を観察すれば、心身の変化に気づくきっかけになるはずです。

3. ストレスを「なくす」ではなく「うまく付き合う」という視点が大切。

ネガティブな出来事に直面しても、それに屈することなく、自分の学びとチカラに変えていく強さを育んでいきましょう。

私の過去の経験は、今では笑い話であり貴重な事例のひとつです。

過去の出来事は変えられなくても、捉え方は自分次第でいくらでも変えることができます。


この経験がきっかけで、ベンチャー企業退職後、ホリスティック栄養学を学び、米国NTI認定栄養コンサルタントの資格を1年かけて取得しました。

もし、あなたが悩んでいるのなら、きっとあと少しで、その悩みを手放せるでしょう。

第１章

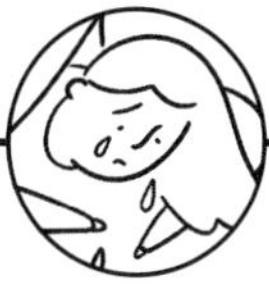

なぜ私たちは整わないのか？

まとめ

整わない理由

①根底には「栄養不足」が潜んでいる

②忙しくて食事のことが後回しになっている
＝手間をかけずに整う方法を知らない

③食べているけど「とれていない」

〈とれないココロの原因〉

・幸福感を得られない食事

・健康的な食事やダイエットを叶える食事＝我慢や犠牲
が必要という思い込み

〈とれないカラダの原因〉

・セルフケアしきれないストレス

・自立神経と腸内環境の乱れ

第2章

スモールステップ食習慣

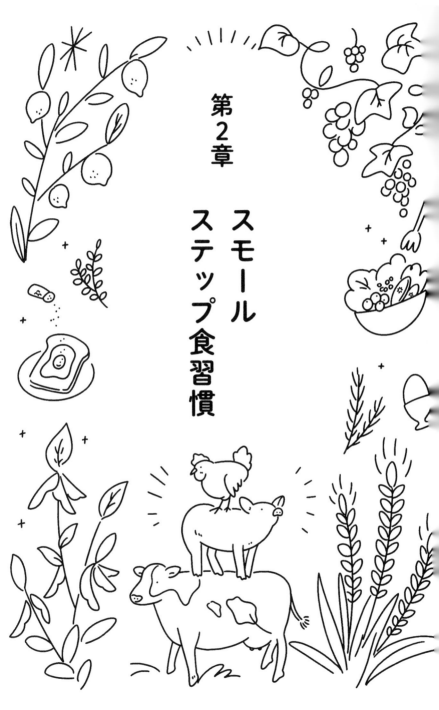

大きなジャンプでなく小さな一歩から

過去の自分、そして多くのカウンセリング経験でたどり着いたのが、「知っている」ことをひとつずつ「できること」に変えていく方法でした。

たくさんのことを一度に変えようとしても、なかなか難しいもの。それよりも、小さな成功体験を積み重ねることが大切です。

前よりほんの少しうまくセルフケアができた、という小さな自信が、いつのまにか大きな変化につながります。

どんなに小さくても、確かな一歩を重ねていきましょう。

ここでは最初にあなたの栄養状態をチェックします。

そのあとで、ご紹介するスモールステップ食習慣の中から、「やってみたい」と思うものを探して取り入れていきましょう。

みなさんが、「頑張らなくても自然と続くこと」を見つけるために、その習慣が「なぜいいか」という理由と一緒に、幅広くお伝えします。

隠れ栄養不足の原因をチェック！

次の質問に答えて、グループごとの該当数を割りだしましょう。

Ⓐの質問

① 食事を抜いて、1日2食以下になることが多い。
（飲み物だけで済ませた場合は食事としてカウントしない）

②米やパン、麺類などの主食をとらない食事が1日2回以上ある。
③菓子類や菓子パンなどが食事代わりになることがある。
④主菜として肉や魚、大豆製品などのたんぱく質食材をとるのは1日1回以下。
⑤きのこや海藻、野菜を使った副菜や果物は、小皿で1日合計3皿以下。

Bの質問

①アルコールや菓子類を週4日以上とる。
②便秘や下痢、腹部の膨満感やハリを感じることが多く、胃腸が弱い。
③朝スッキリ起きられない、疲れやすい、イライラや気分の落ち込みを感じやすい。
④脂っこい食材や料理が苦手。
⑤仕事や家事などのスケジュールを詰め込みがちで、リラックスする時間や趣味や習い事をして楽しむ時間をなかなかとれない。

Ⓒの質問

①食事や栄養、美容、ダイエットに関する知識が豊富なほうだと思う。
②自分で食事を整えられる、またはそのために頑張っていると感じる。
③真面目、あるいは几帳面な性格で、自分で決めたことはしっかりやらないと気がすまないタイプだ。
④今までいろんな健康法を実践してきたが、効果があるものに出合えず、結局何がいいのかよくわからないと感じる。
⑤メニューを選ぶときは「食べたいもの」よりも、「体によさそう」という基準で選ぶことが多い。

該当数が一番多かったグループがあなたの栄養状態の傾向です。同数の場合は、両方チェックしてください。

【診断結果】

Ⓐタイプ　栄養不足気味のエンプティータイプ

やせたい、食べることにあまり興味がないなどの理由で食事量が減る、または日々の食事全体の栄養の質が低く、栄養不足に陥りやすいタイプ。忙しかったり疲れているとき、食事を抜きがちではありませんか？

食事を抜いても空腹が苦にならず、むしろ空腹のほうが楽に感じるかもしれません。そのままではパワー不足が慢性化して不調が増えたり、パフォーマンスが下がりかねません。

そうした自覚症状がなかったとしても、今までのツケはある日突然やってくるものです。そんな事態を避けるために、まずは食べる量を増やし、徐々に栄養バランスも意識して、食生活を整えていきましょう。

・特におすすめのスモールステップ食習慣：1、2

Ⓑタイプ　消化・吸収が悪いデリケートタイプ

腸の働きが低下しやすいタイプ。または、アルコールや菓子類が多く、腸の粘膜がお疲れ気味かもしれません。

菓子類やアルコールの代謝には、ビタミンをはじめ多くの栄養素を消耗します。せっかくバランスのとれた食事をしていても、結果的に栄養不足に陥ってしまうのです。腸がスムーズに働けるように、リラックスする時間をつくったり、味噌汁やフレッシュなフルーツ、野菜を増やして腸のケアをしましょう。

・特におすすめのスモールステップ食習慣：2、3

Ⓒタイプ　頑張りすぎで体が空回り状態のストイックタイプ

真面目で目標設定が高く、何事にも手を抜かない頑張り屋さんタイプ。健康や美容に関する情報に敏感で、知識も豊富ですが、何が本当に正しくて体にいいことなのか、時々混乱することはありませんか？
　または、正しくて理想的なやり方を知っているだけに、現実の自分とのギャップに、苦しんでいるかもしれません。

　やるからには完璧を目指したいというストイックさがストレスになっている可能性も……。食事を楽しんだり、ときには栄養バランスを気にせず大好きなものを存分に味わい、心の栄養補給をしてあげましょう。あなたを一生支えてくれる食事は、あなたが笑顔になれるものでなくてはいけません。

・特におすすめのスモールステップ食習慣：3、4、5

一生モノのブレない軸を手に入れよう

お気に入りの洋服やお気に入りのメイクグッズ……あなたにとって様々なお気に入りの○○があるように、食事を整えるにも、「お気に入りの習慣」を増やしていくことが大切です。

このスモールステップ食習慣は**「誰かが決めた食事法に縛られず、窮屈な習慣は全部手放して、私の食事のスタイルは私が見つけて私が選ぶ」**という想いのもと、生まれたメソッドです。

順番通りにやる必要も、全部やる必要もありません。完璧主義がもっとも危険です。自分にとって心地よく、続けられそうな項目から取り入れてみましょう。

痩せたい、不調を治したいという思いが強いと、あれもこれも、もっともっと、と頑張りすぎて、息切れをしたり、目的を見失うリスクも。
頑張った経験は絶対無駄になりませんが、やみくもに繰り返すと自分を傷つけかねません。

かつての私も、完璧にやりたいのにできないことに失望し、傷ついて、自分を責めてばかりいました。

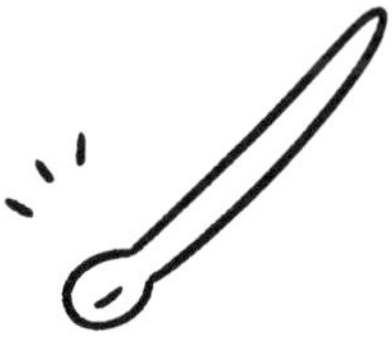

同じような悩みをもちながらも、忙しくてなかなか食生活を変えられない……そんなかたでも「これならできる！」「やってみたい！」と実践できる内容が、このメソッドの土台になっています。

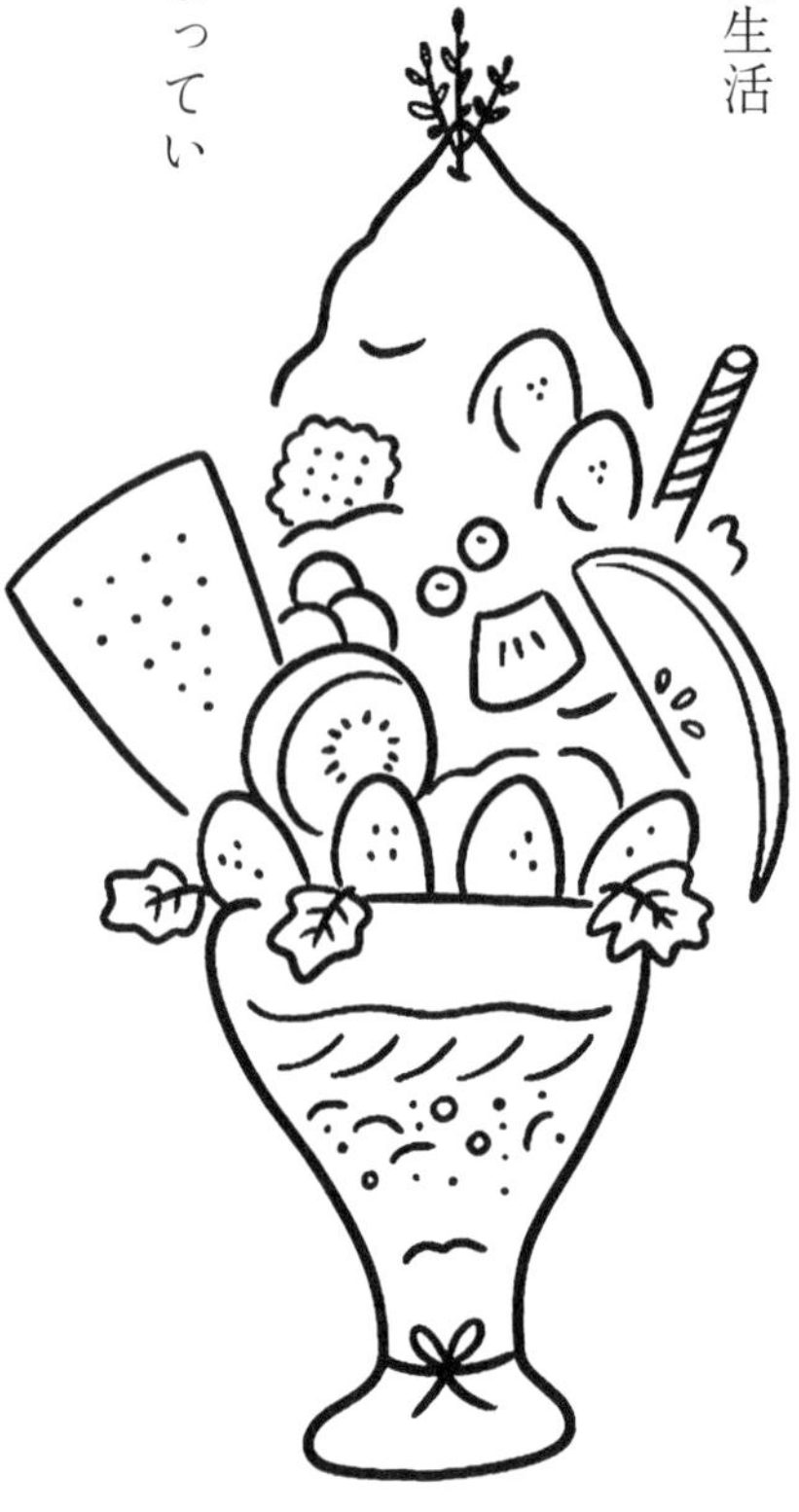

1、2回で変化を感じなくても、3回、5回、10回と続けて習慣にすることで、確かな変化を感じるはずです。

このメソッドの一番のメリットは、自分の中にブレない軸ができること。

スモールステップを踏むことで、**この先の変化にも柔軟に対応できるチカラも養われます。**仕事の繁忙期や旅行中、体調を崩したときなど、いつもと違うものを食べることがありますよね。**一時的に食生活が変わっても立て直せるスキルがつくのです。**

そのスキルは、あなたとあなたの大切な人を一生守ってくれる大きな支えになるでしょう。

スモールステップ食習慣

スモールステップ食習慣には、5つのテーマがあります。
注意点は3つ！

- 順番どおりにやる必要はなし！
- できそうなものからひとつずつ！
- 「合わないな」と感じたら、回数や量を変えたり、一旦やめてみてもOK！

1. 隠れ栄養不足を解消 ……▶ 79ページ
2. 味覚を磨く ……▶ 89ページ
3. 「とれる」カラダを育む ……▶ 109ページ
4. 食行動を整える ……▶ 118ページ
5. 自己肯定感を磨く ……▶ 130ページ

スモールステップ食習慣

1. 隠れ栄養不足を解消

不調解消や体型コントロールには「隠れ栄養不足」の改善が欠かせません。

まずは、今の食生活の「栄養の質を上げる」ために、次の5つのスモールステップ食習慣からできることを見つけましょう。外食、自炊どちらでも取り入れられる項目ばかりです。

「これならすぐできる！」という小さなアクションを、ひとつからでいいので始めてみてください。

できることが徐々に増えていくはずです。

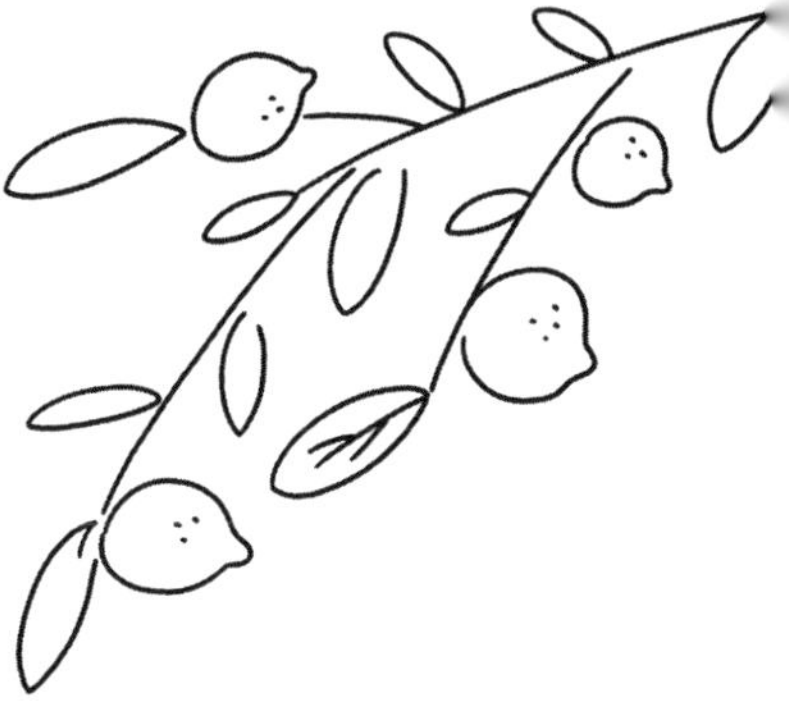

1の1 たんぱく質リッチを心がける

まず意識したい栄養素が「たんぱく質」。肉、魚、卵、大豆（納豆・豆腐・豆）、乳製品などのたんぱく質食材を、**毎食手のひら一枚分**とりましょう。これだけで自然と食生活が整います。詳しくは3章で紹介するので、ここでは簡単に、朝、昼、夜にできるコツをお伝えします。

●朝食

・朝食の習慣があれば「手のひら一枚分」を目安にたんぱく質食材を追加しましょう。

・忙しくて朝食を抜いている人は、ゆで卵、ヨーグルトやチーズ、牛乳や豆乳などのたんぱく質食材一品から始めてみてください。

●昼食

・外食、自炊どちらでも、次のポイントでたんぱく質リッチなメニューを意識しましょう。

□肉や魚などメインとなるメニューを選ぶ。
□サンドイッチならチキンやハム、ツナ入りを。
□おにぎりなら鮭やツナ、じゃこを。
□卵スープや豆腐の味噌汁、豚汁などを付ければなおよし。
□うどんやパスタの場合は肉や魚介、卵が入っているものを選ぶ。

●夕食

・**メインは肉や魚にする。**それに**ごはん、汁物、野菜の一品**（おひたし、サラダなど）。これがベストスタイルですが、もう少し手を抜きたいときは、おかずとごはんが合わさった丼物や具だくさんの汁物、野菜の一品など調理不要なトマトやパプリカや水菜などの緑黄色野菜にしてもOK。手抜きをしても、栄養価は下がりません。外食や飲み会でもたんぱく質リッチは簡単に取り入れられます。

1の2 1食のごはんの量は握りこぶしひとつ分

糖質オフが流行った影響か、ごはん＝炭水化物＝太ると思われがちです。しかし、糖質は3大栄養素のひとつ、かつ代表的なエネルギー源。「糖質はたんぱく質と合わせてとることで、体内の筋肉合成を促す」ということを証明する論文もあります*。

なかでも、ごはんはとても良質な糖質。適正量をおいしくとれば、筋肉や腸内環境を守ることができます。

*：Fujita,S. and Volpi,E. Nutr.Res.Rev. 17(1):69-76,2004

1食の適正量は、軽く握ったこぶしひとつ分を目安にしてください。女性の場合は150～180グラムほどになります。

ちなみにコンビニのおにぎりはひとつだいたい100グラムです。

1日3回に分けてとるのが理想ですが、1日単位で考えても構いません。

ランチがコンビニおにぎりの場合、おかずがたんぱく質リッチであればおにぎりはひとつでOK。おにぎりだけの場合は、たんぱく質の具を選んで、2個食べてもOKです。

夕飯が遅いときは、ごはんの量を減らすか、思い切ってごはんは食べず、あっさりしたおかずだけにしましょう。寝る間際にたくさん食べると、胃腸の負担になり、いい睡眠がとれません。

夕飯が遅くなる日は、あらかじめ朝と昼で多めにごはんを食べておく、あるいは、翌日の朝食のごはんを多めにする、など工夫するといいでしょう。

くれぐれも神経質になりすぎないように。たまの外食では心のままに楽しんで、翌日控えるなど調整すれば大丈夫です。

1の3 プラスワン食材で食事の質を上げる

たんぱく質に次いで意識しないと不足しやすいのが**海藻、きのこ、根菜、旬の野菜**の4つ。特に外食が多い人は、より不足しがちなので「プラスワン」することを心がけましょう。

外食では旬の野菜を使ったメニューを選んでみる。

サラダを買うなら海藻やきのこ、根菜が入っているものを選ぶ。

味噌汁にカットわかめを入れる。

しらすなどの小魚や缶詰、鮭フレークを常備してごはんやサラダ、あえものにプラスする。

これだけでずいぶんバランスがよくなります。

1の4 おやつを味方にする

「間食は太るのでは？」と気になる人もいるかもしれませんが、大丈夫。

おやつは食事でとりきれない栄養素を補う役割があり、栄養不足の解消にはむしろ味方になってくれます。消化器官が未発達の幼児期には、10時と15時の2回のおやつタイムがあります。これは必要な栄養素を3回の食事でカバーできないから。大人である私たちも、おやつから栄養を補えばいいのです。

大切なのは、量と質。そこさえ気をつければ、隠れ栄養不足が解消されて、太りにくく、疲れにくいカラダに変わっていきます。

同じカロリーでも、その栄養の質を意識しましょう。

●ナッツ

とくに栄養価が高いのがアーモンド。含まれる栄養素の量と種類はナッツの中でもダントツで、ビタミンEや食物繊維が豊富。カルシウムをとれる小魚アーモンドもいいですね。

クルミは体内で生成できない必須脂肪酸のαリノレン酸を、カシューナッツはビタミンB1や亜鉛を多く含みます。

ということで、多種類の栄養素をとれるミックスナッツがベスト。一回の目安量は、片手一握りで約30グラム（約180カロリー）。

基本的には油不使用の素焼きで無塩タイプがおすすめです。発汗量の多い夏や運動後には、塩つきがいいでしょう。

ナッツは酸化すると含まれている油分が劣化するので、保存する際はきち

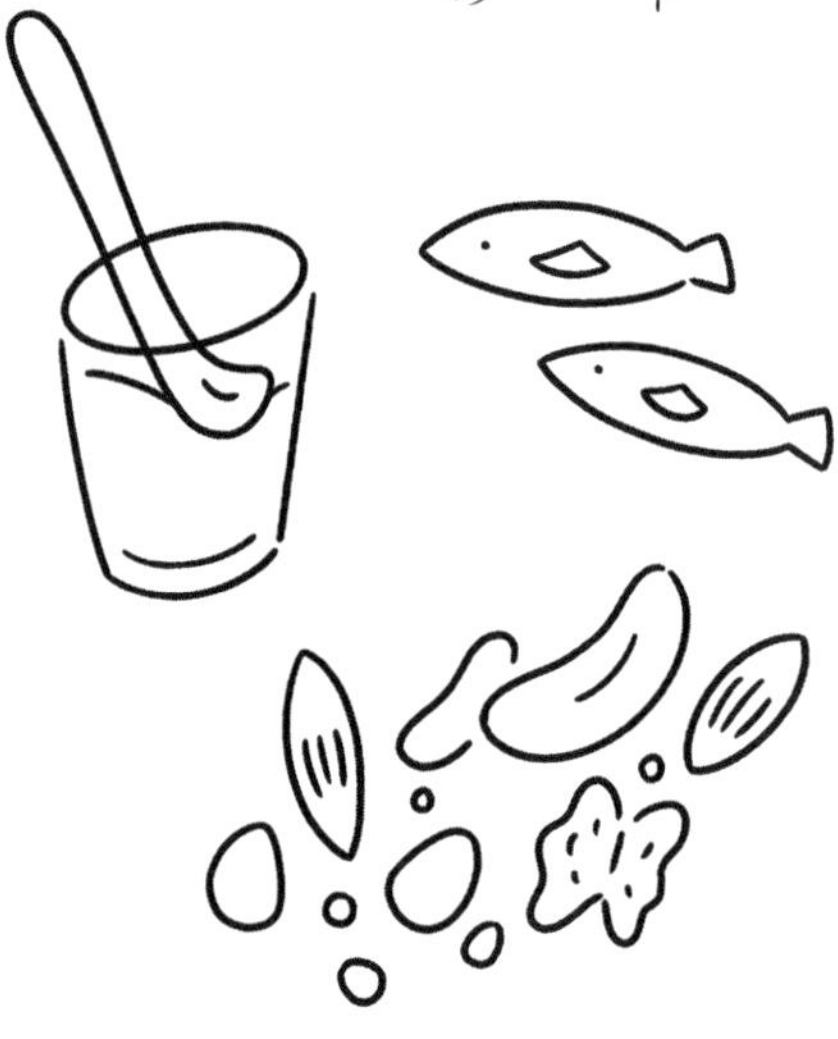

んと密閉してください。湿気ると、味も風味も落ちるのでおいしく食べられません。チャックつきや小分けパックを選びましょう。

●チーズ、無糖ヨーグルト

たんぱく質やカルシウムが豊富で、メンタルや眠りを整えるホルモンの材料となるアミノ酸が豊富です。

●フルーツ

ビタミンやミネラル、食物繊維などを摂取できます。

旬のものを選べば、その季節に必要な栄養を補えます。皮も食べられる果物は、よく洗ってから皮ごと食べるのがおすすめです。

砂糖不使用で無添加のドライフルーツやフルーツをトッピングした無糖ヨーグルトなどもいいでしょう。

●プリンもOK！

砂糖が入っていますが、主な材料は牛乳と卵なので、たんぱく質を補えます。裏面の原材料表示を見て、シンプルな材料のものを選びましょう。

●シャーベットよりアイスクリームを選ぶ

脂質はアイスクリームのほうが多いのですが、たんぱく質リッチと血糖値の急上昇を防ぐという意味では、シャーベットよりおすすめです。

シャーベットの材料は水と砂糖で、食べると血糖値が急上昇します。一方で、アイスクリームはたんぱく質が入っているため、急上昇しにくいのです。

ヘルシーにしたいときは、無糖ヨーグルトとバニラアイスをミックスしてもおいしいですよ。

スモールステップ食習慣

2.「味覚」を磨く

味には「基本五味」という5種類があります。その味ごとにカラダの中での役割が区別されていて、私たちはそれを本能的に知っています。疲れている時に甘いものが欲しくなる、汗をかくと塩分が欲しくなる。これは、カラダが「食欲」というかたちで必要な成分を教えてくれているのです。

1.「甘味」

エネルギー源となり、生きていくために必要な成分の味です。お母さんのお腹にいる頃、羊水でその味を学習します。

2.「塩味」

大量に汗をかいた後は、塩分がほしくなります。カラダの水分量の調整をはじめ、あらゆる働きをサポートします。

3.「苦味」

毒物や腐敗物を見極めるための味。危機回避に必要なので、小さい頃から敏感に反応できる味です。

4.「酸味」

運動後など疲れているときにおいしく感じられる味。体内でエネルギーを生み出すのに必要な成分です。

5.「旨味」

旨味は、アミノ酸や核酸といったカラダの土台となる成分。本能的においしさや満足感を得られる味です。

つまり、**味覚は味を感じるだけではなくカラダを正常に保つためのシグナルセンサーなのです。**

過度な食事制限や偏った食事法の反動で、食欲が暴走してしまうことがありますが、これは栄養不足のカラダと満たされないココロを、食欲で満たそうとしているのです。

私たちの食欲は思っている以上に揺らぎやすいもの。食欲の暴走を解消するには、味覚を正常に戻して、カラダが正しくサインを出す状態に戻さなければなりません。

味を感じる味蕾細胞は5~10日と短期間で生まれ変わるので、次項を実践すると、味覚が整うのを実感できるはずです。

2の1

いろんなものを食べて味覚の経験値を上げる

味覚の神経回路は、いろんな味を味わうことで発達し、感受性を上げていきます。人生経験と同じで、**味覚の経験値も種類が多ければ多いほどいい**ということです。

旬の食材や地域の特産品、自分で作れないものは、外食やお惣菜を活用して味覚の経験を積みましょう。

味覚の経験値を積むなかで、おいしい食事に感動する機会をもてるはずです。すると、日常でおいしさを求める気持ちが芽生え、食事を大切にするスタンスが整っていくのです。

気がつけば、自然と食生活が豊かになっているはずです。

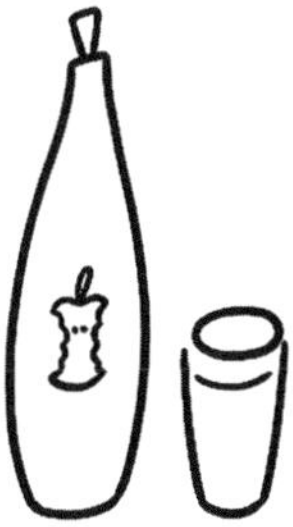

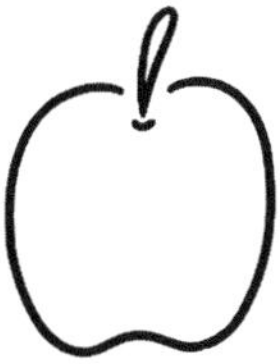

アレルギーがなければぜひ、苦手なものにも、再挑戦してみてください。過去に苦手と感じても、大人になって食べたらおいしい、なんてことはよくあります。

魚は骨があって食べにくいから苦手という人もいますが、魚の味自体が嫌いですか？　青魚が苦手だからといって、魚全般がダメだとは限りませんよね。普段は食べられないお寿司のネタも、目の前で板前さんに握ってもらったらおいしく食べられた、なんてこともよくあるケースです。食材独特の香りや臭みが苦手なら、それをカバーする調理法や食材の組み合わせにすると食べられたりもします。

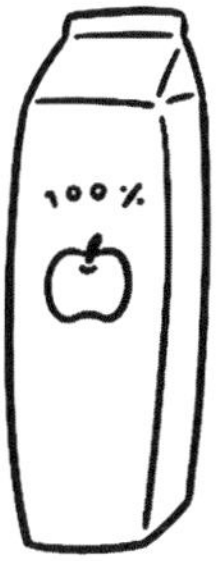

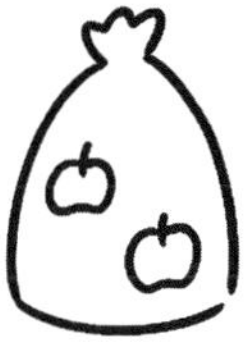

苦手な食べ物は、嫌いな理由を考えてみると、克服するきっかけになります。

ご家族にも好き嫌いがあれば、嫌いな理由を聞いてみましょう。お子さんの好き嫌いは、案外周りの大人の思い込みの場合が多いものです。

2の2 一日一回リアルフードを食べる

味覚を磨く方法のひとつとして「リアルフードを積極的に取り入れること」が有効です。リアルフードとは、加工されていない食材、人工的な調味料で味付けがされていない自然の食材のこと。

最近は、栄養強化食品やプロテインが一般的になり、外食やお惣菜も身近になったので、一見食生活が整いやすい時代になったように思えます。ですが、逆に自然の食材を口にする機会は減ったため、味覚は鈍りがちです。

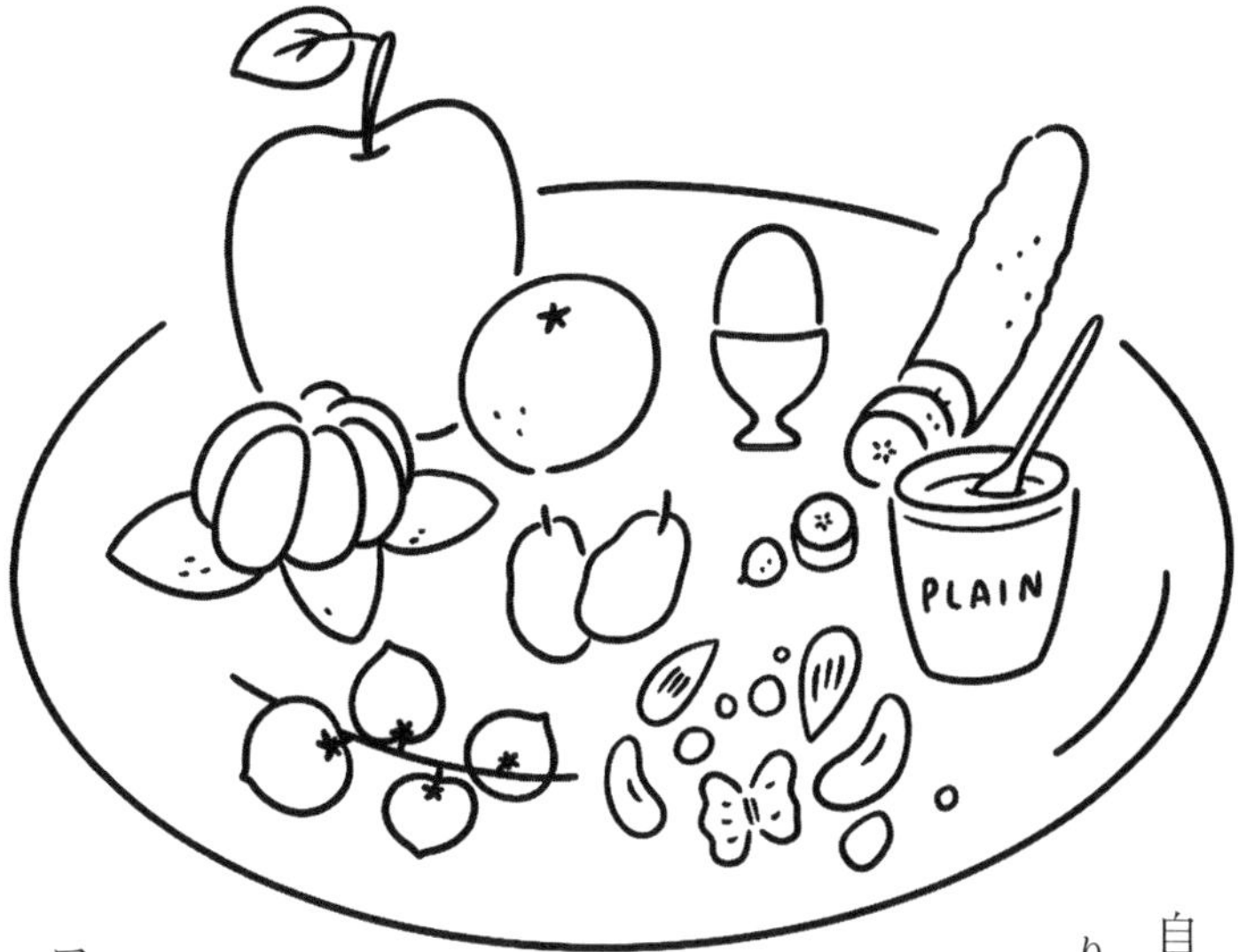

自然の食材には、その食材独特の味や香りがあります。

野菜や果物は、育つ過程で昆虫や紫外線から身を守るために、独自の成分を生み出します。それが、フィトケミカルと呼ばれる、第七の栄養素です。

フィトケミカルは、どんなに技術が進歩しても、人工的には生み出せない自然食材のポテンシャルであり、食材独自の味や香りの正体です。

現代の食生活から添加物や加工品を完全にカットするのは難しいですが、リアルフードを増やしていけばいいだけです。

具体的には、**フレッシュフルーツ、プチトマト、キュウリ、自分で作ったゆで卵**（市販のものには味付きだったり添加物が入っているものがあり、卵本来の味がわかりにくいのです）、**無塩で油不使用のナッツ類、砂糖や油不使用のドライフルーツ、無糖のプレーンヨーグルト**など。

生のニンジンやダイコンのスティックサラダ、箸休めにもなる生のキャベツも、そのまま食べれば素材のみずみずしさや、独特のクセを楽しめるでしょう。薬味でよく使う**生のショウガやネギ、ミョウガ、シソ、ゴマ**も当てはまります。ゴマなら炒りゴマをミルに入れて使いましょう。ゴマは油分が多いため、すりゴマでは酸化しやすく、香りも飛んでしまうからです。

こうしてリアルフードを増やすと、脳で食材本来の自然な香りや味を感じ取るメカニズムが正常に反応し始めます。それが、味覚を磨くことになるのです。

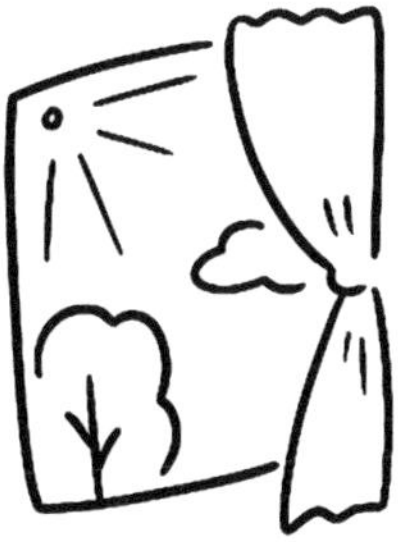

2の3

朝イチで
コップ一杯の白湯を飲む

朝一番には、味がついてない水を飲むのがおすすめ。睡眠中に失った水分を補えるだけでなく、味覚をニュートラルな状態に整えられるからです。

この習慣で**「濃い味付けの食事を求めなくなった」**という声をよく聞きます。コーヒーやお茶を飲むなら、水1杯を飲んだあとにしましょう。

水ならより体温に近い常温がベターで、ベストは白湯です。

白湯なら体の内側からじんわり温まり、朝食を消化吸

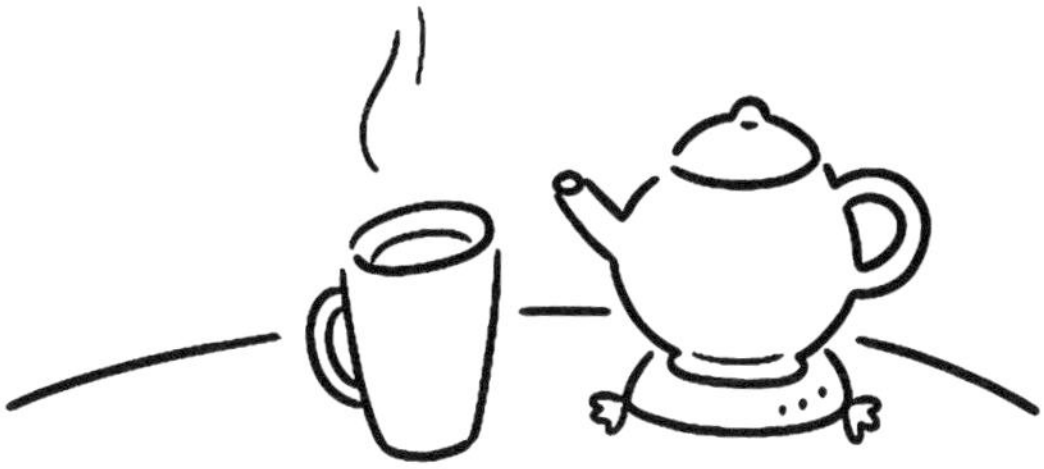

収する準備にもなります。

また、温かいので必然的にゆっくり飲むことに。それが忙しい朝のひと呼吸つく時間となり、穏やかな気持ちで一日をスタートできるのもメリットです。

2の4 調味料の質をちょっとだけ上げる

基礎調味料の質を上げると味覚が磨かれます。

ここでいう「質を上げる」とは**「原材料がシンプルな商品を選ぶ」**ということ。

普段何気なく使っている基礎調味料やドレッシング、〇〇のタレ、めんつゆ。

それらの裏面にある「原材料表記」を改めてチェックしてみましょう。無意識のうちに、人口甘味料や添加物をとっているせいで、味覚が鈍っている可能性があります。

例えばお醤油。売り場に陳列されている商品の「原材料表示」を見比べてみると、どれがシンプルな素材から作られているのかがわかります。表面のパッケージだけで判断してはいけません。その商品の本質は、裏面にあるのです。シンプルな素材で作られた調味料を揃えると、食材本来のおいしさを引き立てることができます。値段が高い場合もあるので、自分のお財布と相談して、できることから始めてみましょう。

・塩と砂糖

精製度が低い天然のものを選びましょう。精製の過程でミネラルなどの栄養が抜けてしまうためです。精製塩や上白糖は避けて、塩なら天日塩、岩塩、湖塩、砂糖なら黒糖、キビ糖、てんさい糖を選びましょう。

調理用と食卓用で塩を使い分けるのもおすすめです。肉なら塩にわさびやゆず胡椒を合わせ、サラダなら塩においしい油で十分なおいしさが引き出せます。

・味噌

できるだけ原材料が少ないものを。味噌は本来、大豆や米（もしくは麦）、塩の3つでできますが、市販の多くは品質保存や味の調整のために添加物が含まれています。チューブ式なら固まらないための添加物が加わり、塩分控えめタイプなら、塩の代わりに化学調味料を足すことで味を整えていることもあります。

塩分のとりすぎが気になる人は、お椀によそう際に汁の量を減らして具を多めにしましょう。もしくは、飲む回数を一日3回から2回に減らすなどの工夫もあります。

・料理酒

清酒に変えましょう。料理酒の正体は、酒税がかからないように飲用できない加工がされている日本酒。食塩や酢のほか、酒精、クエン酸や乳酸などの添加物が入っている料理酒もあります。

料理酒から清酒に代えるだけで、味が決まりやすくなります。お店で調味料売り場になかったら、お酒売り場も探してみてください。

・その他

種類が豊富な醤油、ドレッシングやめんつゆ、○○のタレや素、○○ペーストなども、いろんな人工的な甘味料や旨味調味料が入っていることが多いので、できるだけ原材料がシンプルなものを選んでください。

価格面でも安全面でも一番いいのは、できるだけ手作りすること。

ドレッシングやタレは、醤油や酢、油分をベースにしてニンニクやショウガ、ネギなどの香味野菜を調節して加えれば、和風にも中華風にもアレンジできます。意外とカンタンにできますよ！

2の5 油の質もちょっとだけ上げる

油こそ、質が大切です。

油選びのポイントや注意点を、理由とともにご説明します。

●原材料がひとつのものを選ぶ

選ぶべきはごま油やオリーブオイルなど、混合されていないもの。

数種類の油を混合した調合油は避けましょう。２００℃以上の高温で加熱すると、毒性のある物質に変わると言われるからです。

主に、サラダオイルやキャノーラ油という名前で売られることが多いですが、迷ったら成分表示を見て、２つ以上の植物油が書かれていないか確認してください。

積極的にとってほしいのは、しそ油やエゴマ油などのオメガ3（n－3）系脂肪酸を豊富に含む油です。オメガ3系脂肪酸はアジやサバ、イワシなどの青魚にも多く含まれる必須脂肪酸のひとつで、人の体内では生成できません。

一日の目安量は大さじ1杯。納豆や味噌汁、おひたし、サラダなどにかけて食べると隠し味になって味の奥行きが増します。オメガ3系の油は熱に弱いので生で食べるのが基本。酸化に非常に弱いので、冷暗所に保管して早く使い切るようにしてください。

●酸化に注意！

油全般が、酸化は大敵。**どんなに体にいい油でも、酸化したらもはや毒。**大容量ボトルは使い切る前に酸化するので、避けてください。

盲点になるのが、スーパーやコンビニ、ファストフードなどで売られる揚げ物。一般的なお店の揚げ油はコストの問題で毎日新しく入れかえるとは限りません。頻繁に食べるのは避けたほうがいいでしょう。月に数回、たまに食べるのであれば、気にする必要はありません。

我が家でもトンカツやフライなどを買って帰ることもあります。

●マーガリンでなくバターにする

マーガリンは、トランス脂肪酸という、化学的な処理によって生まれた自然界に存在しない脂肪酸の塊。

その分子を顕微鏡で見るとプラスチックに酷似していることから**「プラスチックを食べているようなもの」**と揶揄されるほどです。体への害も数多く報告されているため、欧米諸国でトランス脂肪酸を使った商品は販売禁止に。日本でも危機意識が広まり、コンビニで売られるパンも、トランス脂肪酸フリーのものが増えてきました。

もっとも、主食がパンでない日本人は、欧米人のようにトランス脂肪酸の摂取量が多くありません。日本人の平均的な摂取量であれば、問題ないと言われますが、積極的にとらないほうがいいのは明らかです。マーガリンという商品名でも、**トランス脂肪酸フリー**のものも増えてきているので、原材料を確認しましょう。

コーヒーに入れるコーヒーフレッシュとお菓子に使うショートニングの使用も、トランス脂肪酸が多めなので、牛乳や豆乳に変えることをおすすめします。

●肉の脂身にも要注意

肉の脂身は取りすぎるとコレステロールや中性脂肪が増えて、動脈硬化や心疾患の原因になると言われるため、積極的にはとりたくないものに分類されます。ステーキの脂身や鶏皮が好きなら、半分だけにしたり、自炊ではペーパーで油分をオフしましょう。パリッと香ばしく仕上がります。

ひき肉はさまざまな調理ができますが、脂が多めです。加熱時に出る油をキッチンペーパーでとるなどの工夫でうまく活用しましょう。

食べすぎがとまった男性のお話し

私の会社員時代の同僚の男性で、いつもコンビニのお弁当を2つ食べている人がいました。丼物と幕の内弁当のようにボリューム満点の組み合わせ。それが習慣になっているため体型は肥満ぎみ、顔色は悪く、いつも疲れています。

彼の「2つ食べないと気が済まない」という言葉を聞いて、なんとなく違和感を覚え、会社に下味をつけたお肉を持参して、焼き肉丼を作って食べてもらいました。

普通サイズのどんぶりでごはんの量も普通盛り。いつもの半分程なのに、彼は満足してくれたのです。

そのとき、はっきりと実感しました。

人は食材本来の味や香りを感じられると満足感を得やすくなり、結果的に食べすぎを防止できる、と。

人工的な添加物は、食の安全性を保つ役割もあるので、加工食品には欠かせません。たまにとる分には問題ありませんが、とりすぎは要注意です。普段はなるべくシンプルな味付けや自然の食材を取り入れることを心がけましょう。

口腔全体にある味蕾細胞は、5~10日程度で生まれ変わります。たとえ今が添加物多めの食生活でも、心がけ次第で味覚のコンディションは整います。

食べるものが変われば、本来の味覚のセンサーが整い、日々の食事の味わいも変わってくるでしょう。

原材料チェックのポイント

商品の裏側には、原材料表示があります。
そこでどんな添加物が入っているかチェックしてみましょう。

ブドウ糖果糖液糖	サッカリンやスクラロース、アスパルテーム
これが入っているものは、できるだけ買わないことをおすすめします。正式名称は「高フルクトース・コーンシロップ」で、「異性化液糖」とも言われ、安価なものの多くに多用されています。栄養指導でいつもお伝えしていますが、やめてもらうとみなさん、味の感じ方が変わって、味覚が整うことを実感されます。	「低カロリー・砂糖不使用」などの表記がある商品に使われています。加工の際に甘さを感じるよう作り変えられるため、これらの甘味料もなるべく避けましょう。甘味があるのに血糖値が上昇しないため、甘味に依存するリスクや血糖コントロールに支障をきたす可能性もあります。

とはいえ、完全にカットしようとするのは、現代生活においてかなり困難です。ダイエットドリンク、ダイエットチョコレートをはじめ、ガム、清涼飲料水、スポーツドリンクのほか、ドレッシングやソース、○○のタレや○○ペーストなどの調味料で甘みがあるものにも、たいてい入っています。

外食メニューや市販品のおかずで甘みがあるものにも使われているので、知らず知らずのうちにとっている可能性があります。自分で成分をチェックしたり、自炊で使う調味料に意識を向けましょう。

スモールステップ食習慣

3．「とれるカラダ」を育む

3の1 カラダが蘇る呼吸法

バランスのいい食生活を送っているのに、体型も体調もなかなか整わないという人は、呼吸を見直しましょう。

呼吸は食習慣ではありませんが、気づかぬうちに陥っている「とれないカラダ」をリセットできるからです。

現代人の多くはスマホやパソコンの長時間使用で猫背になりがち。肺や横隔膜が圧迫され、呼吸が浅くなっています。

呼吸が浅いと、カラダが活動モード（交感神経）からお休みモード（副交感神経）にうまく切り替わりません。ずっと活動モードが続くことで、疲労がどんどん蓄積されてしまいます。

胃や腸などの臓器はお休みモードのときほどよく働くため、臓器の働きまで鈍ってしまいます。

また、呼吸には内臓のマッサージ効果もあります。呼吸によって横隔膜が上下に動くことで胃や腸が刺激をうけるからです。

1日5分、入浴後や睡眠前などのリラックスタイムに、次の方法でゆっくりと大きな呼吸を繰り返してください。

横隔膜の可動域が広がって、胃腸がより刺激されて働きが活発になります。

方法

ゆったりとした服装であお向けになり、両脚を椅子に乗せて、ひざを直角に曲げます。これだけでお腹や腰まわりの緊張が緩んで、横隔膜が上下に動きやすくなります。腰や背中が床から浮かないよう、タオルやヨガマット、座布団などで調整しましょう。体勢が整ったら、ゆっくりと大きな呼吸を繰り返します。

吸うのも吐くのも、５秒以上かけるとさらに効果がアップします。特に「吐く」動作に意識を向けましょう。吐いた分、たくさん空気を吸えます。

この呼吸法を実践したお客様からは、「寝つきがよ

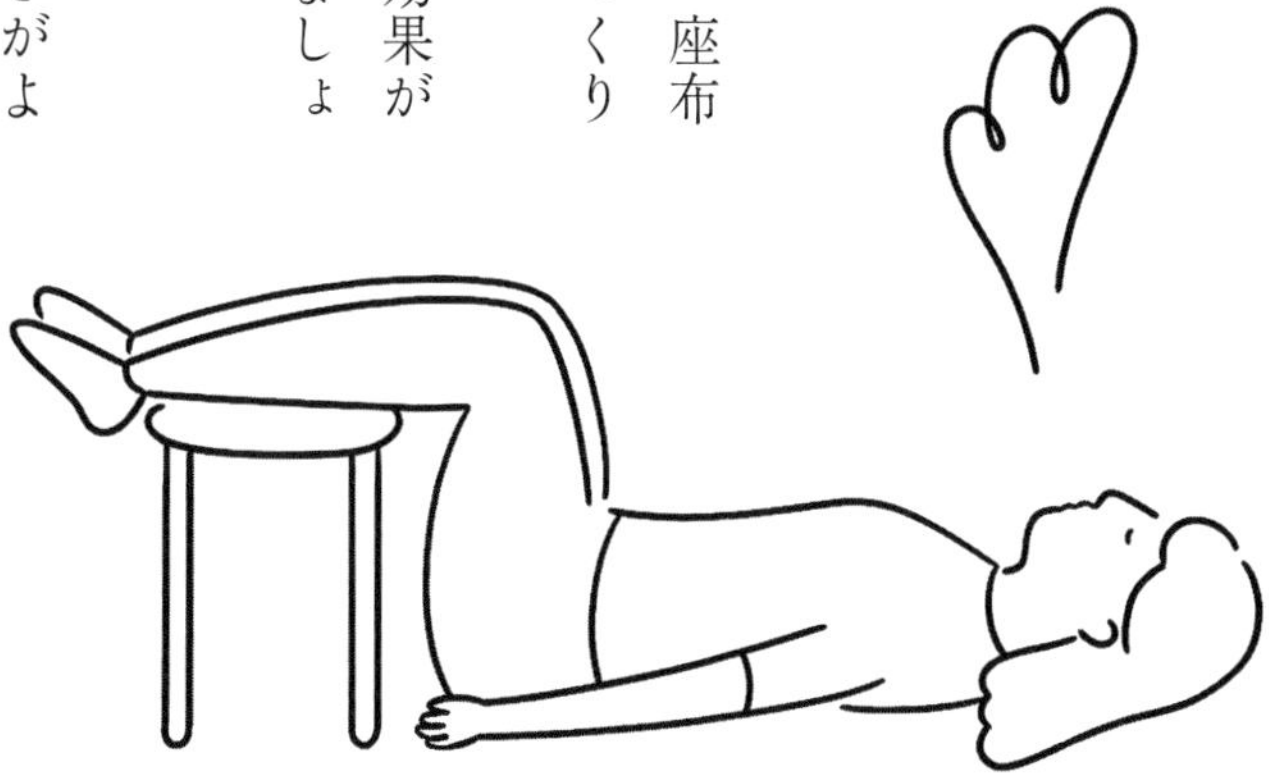

どこかに痛みを感じる場合は無理をしないでください。

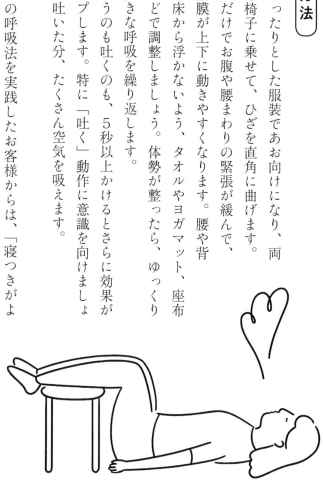

くなって熟睡できるようになった！」「体のだるさが取れた」「お通じがスムーズになった」という声をよく聞きます。

日中も、トイレの度に大きく伸びをしたり、ランチで外に出るときに深呼吸をするなど、こまめに深い呼吸を意識しましょう。

入浴やストレッチ、リラックス系のヨガも、自然と呼吸が深まるアクションとしておすすめです。

浅い呼吸で全身不調になった過去

私が呼吸の重要性に気づいたのは、ボールエクササイズインストラクター資格（JSAインストラクター）を取得したことがきっかけでした（2014年）。

私が直接指導いただいた中尾和子先生は、厚生労働大臣より「健康大使」に任命され、ボディビルとしての優勝経験があるかたです。

カラダへのあらゆる視点を磨き続け、一人ひとりと向き合う指導をされています。その先生の講座で、現代人の多くはストレスやパソコンの長時間使用などによる不良姿勢で、呼吸が浅くなっていることを知りました。

呼吸の弊害には思いあたる節がいくつもあり、どきっとしました。

かつて慢性的な胃痛とお腹の張りに苦しんでいた大学時代、息をするのも苦しくて、無意識のうちに呼吸が浅くなっていたことに気づきました。

「呼吸が浅いせいで自律神経の切りかえがうまくいかず、胃腸の働き

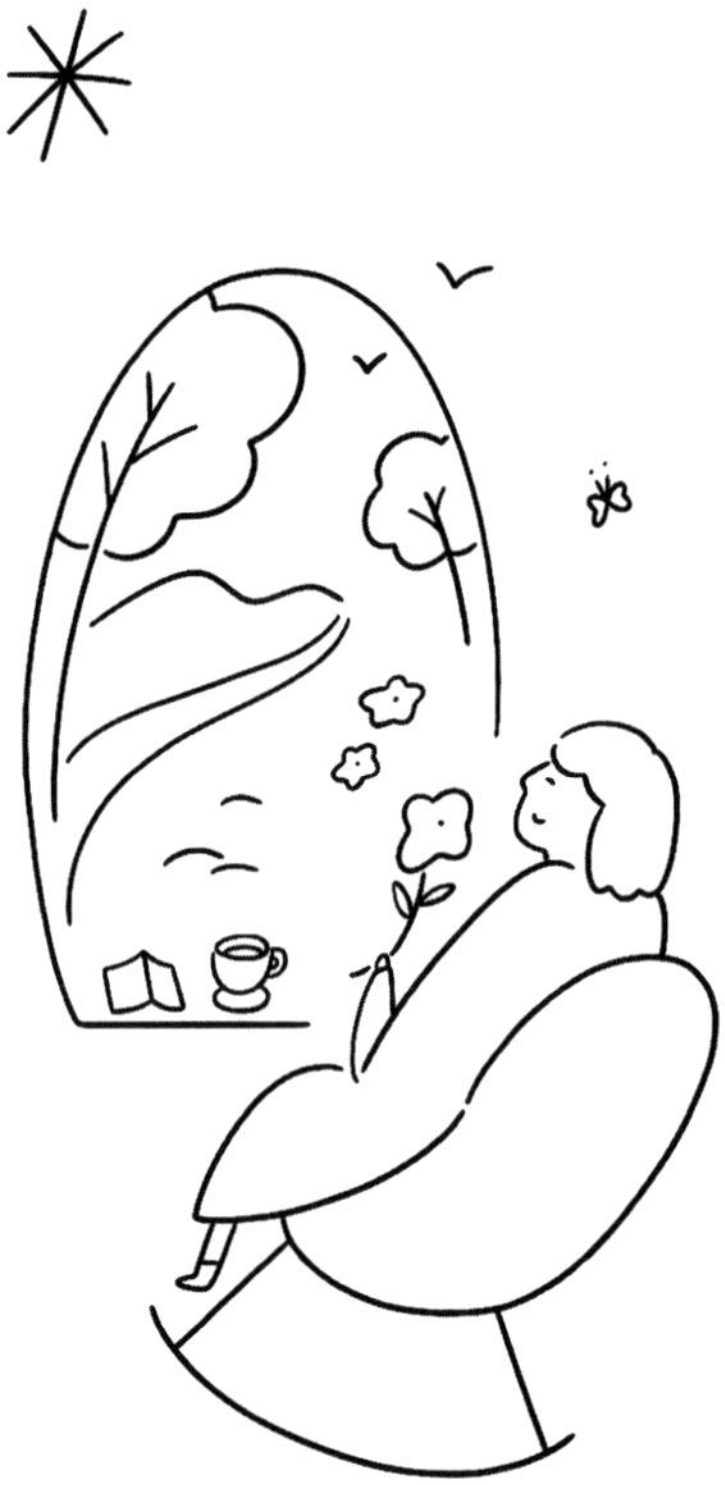

も悪くなっていたから、あんなに体調が悪化したんだ……」と。

思い通りに心身をコントロールできないストレスも、呼吸の浅さに拍車をかけていた気がします。


多くの人は、息を吸うのは得意ですが、吐くのが苦手で短くなりがちです。5秒かけて吸うことはできても、5秒かけて吐くことはなかなかできないでしょう。だから、より長く息を吐けるように意識すると、浅い呼吸を改善しやすくなります。

ひとまず、ここで深呼吸を。

ゆったりした呼吸でリラックスしてから、読み進めてください。

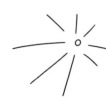

3の2

寝起きに自然光を浴びて自律神経を整える

朝、起床して2時間以内にカーテンを開けて自然光を浴びると、カラダがお休みモードから活動モードに切り替わります。

体内でやる気を起こす「セロトニン」の分泌が高まり、副交感神経から交感神経が優位な状態に切り替わり、体内時計がリセットするからです。

セロトニンは、分泌からおよそ12時間後、メラトニンという眠りを支えるホルモンに変わります。朝のこの習慣が、眠りを整えることにもつながります。

ランチタイムにも、ほんの少しでいいので外に出たり、日が差し込むところで食事をとるなど、自然光を浴びるとなおよしです。体内で魚や卵、きのこ類に多いビタミンDの合成が、促進されるからです。

ビタミンDの別名は「サンシャインビタミン」。食事から補給されたビタミンDは、日光を浴びることで皮膚でビタミンD3という活性型に変わります。ずっと屋内にいて日光を浴びないと、ビタミンDは活性型になりません。

ビタミンDは骨の健康、免疫力、アレルギー症状にも深く関わる栄養素。加えて、セロトニンの合成にも関わるマルチプレーヤーです。日照時間が低下する秋から冬にかけては、相対的にビタミンD3の血中濃度が下がります。だから冬場は、気分的な落ち込みや、やる気が低下する「冬季うつ／ウィンターブルー」になる人が増えるのです。

免疫力や骨の強化だけでなく、腸の粘膜を強化する役割もあります。腸の粘膜のコンディションが下がると食欲をコントロールしにくくなるので、デスクワーカーの人など、屋内にこもりがちな人は注意しましょう。

スモールステップ食習慣

4. 食行動を整える

食行動は、「食習慣タイプ診断」の結果でもわかるように、自分の意思だけでコントロールできるものではありません。とはいえ、食欲とうまくつき合えれば、食事はもっと楽しく、整ったものになります。

4の1 血糖値を味方につけると食欲をコントロールできる

血糖値とは、血液中のブドウ糖の量のこと。

この血糖値の昇降が、食欲のＯＮとＯＦＦの切り替えに影響します。理想的な食欲コントロールのために、血糖値の上昇と下降をゆるやかにする必要があります。そうしないと血糖コントロールがうまくいかず、次のような乱れや不調を引き起こします。

●食欲が暴走する
・すぐにお腹が空く
・速く血糖値を上げるために甘いものや高カロリーなものを欲する（血糖値が急に下がった場合）

●ココロとカラダにさまざまな不調がおきる
・イライラする
・体力低下で疲れやすくなる
・極端な眠気

・集中力の低下（頭がぼーっとする）
・脂肪を溜め込みやすくなる
・血糖コントロールが苦手な体質になる

空腹状態が長いと、カラダは乾いたスポンジのように食べたものを吸収しやすくなります。そこで糖分をとると、血糖値が急上昇してしまうのです。

そして急激に血糖値が上がると、その反動でジェットコースターのように急降下が起こります。これを低血糖状態といい、カラダにとっては飢餓に近い状態です。

そういった血糖値の乱れを防ぎ、穏やかな上昇と下降になるようコントロールするためのコツを3つ紹介します。

・食事を抜かない

食事の間が6時間以上空く場合は、ナッツやチーズ、フルーツ、無添加のドライフルーツやヨーグルトなど、栄養のあるおやつを食べましょう（85ページ参照）。

・野菜から食べる

野菜に豊富な「食物繊維」は、糖の吸収をゆるやかにします。サラダやおひたし、具だくさん味噌汁など野菜のおかずから食べましょう。洗うだけのプチトマト、切るだけのスティック野菜もおすすめ。甘いドレッシングやポテト、マカロニサラダは糖分が多いので要注意です。

・ごはんや麺類の「主食単品食べ」は避ける

主食は糖質のため、単品だと血糖値が上昇しやすいのですが、野菜の繊維やたんぱく質と一緒にとると、糖の吸収がゆるやかになります。前項の野菜や、牛

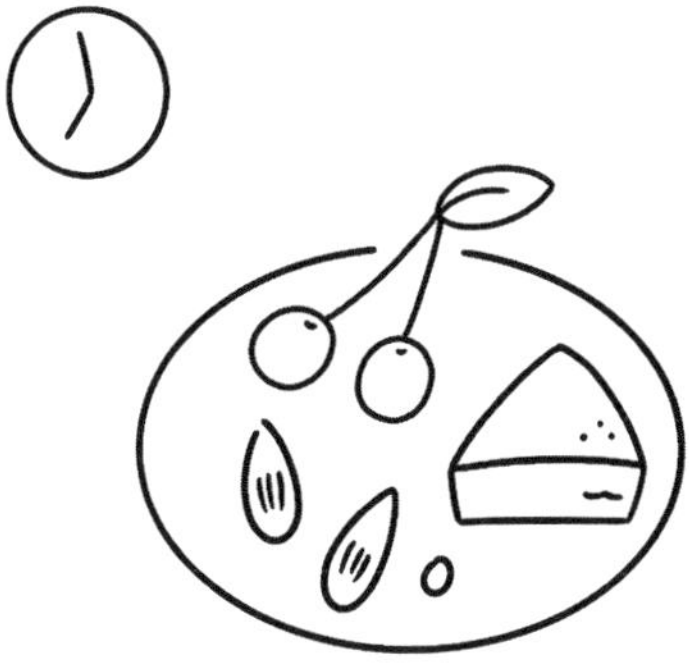

乳、豆乳、チーズ、ヨーグルトなどのたんぱく質と組み合わせましょう。白米を雑穀米にしてみるのもおすすめです。

4の2 ストレスは「旨味」で癒える

大きなストレスを感じた日は、できるだけ消化がよく旨味が豊富なものを食べましょう。

旨味成分のひとつである「グルタミン酸」はカラダとココロを満たします。旨味とは90ページでみたように、甘味、酸味、塩味、苦味に続く第5の味覚で、ふくよかなコクとまろやかさが特徴のひとつです。和食に欠かせない昆布や鰹の出汁をはじめ干しシイタケ、パルメザンチーズ、完熟トマトにも豊富。

こうした選択肢を持っておくと、ストレスや疲れを食べて発散するのではなく、食べて癒やすことができます。

ストレスを癒す旨味たっぷりメニュー

・味噌汁

だしを丁寧にとる必要はありません。ダシパックやだし用昆布を使ったり、インスタントでもOKです。

・お茶漬け

昆布の佃煮、とろろ昆布、海苔、梅干しなどをたっぷり入れると疲労回復効果が上がります。

・ミネストローネ

粉チーズやおつまみチーズを組み合わせましょう。

・きのこのクリームシチュー

きのこはビタミンDや旨味が豊富で、腸の粘膜をケアしてくれます。クリーム系の料理は満足感が得やすく、カラダもぽかぽかに。

4の3 週1でごほうびデーを作ろう

例えば、ケーキバイキングを存分に楽しむのはアリかナシか。答えはアリ。なぜなら、ブレーキがきかずにストレス食いをするのとは違い、**「ご褒美」と意識した食事には、「幸福感」があるからです。**

大切なのは、本当に食べたいものを幸せな気持ちで食べること。「バイキングだから元を取るために全種類制覇する」とか「カロリーが少しでも低いからこっちを選んでおこう」という意識は捨ててください。

定期的に食べたいものを食べられる機会があれば、ストレス解消のためだけに食べまくって後悔するようなことは、自然と消えていきます。

同じように、旅行中は楽しくて幸せな思い出がたくさんできるのがベストですから、おいしいものをたくさん飲み食いするぞ！　と割り切りましょう。

旅行に行ってまで、あれもこれも我慢する、というのはあまりにももったいない。おいしく食べられる人は、そのつど幸福度がアップします。楽しい食事は記憶に刻まれ、のちの自分を励ます思い出になります。

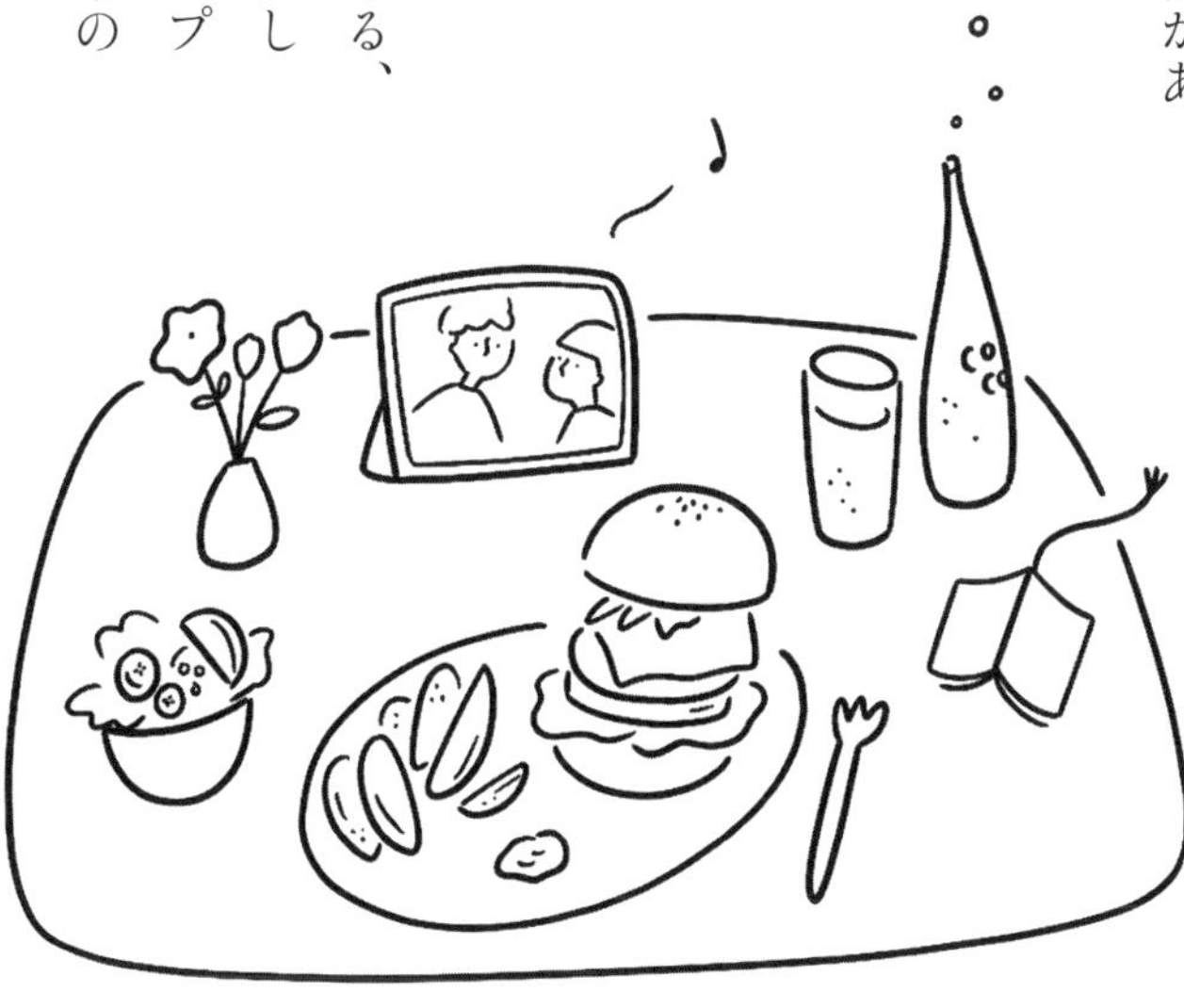

日ごろから栄養がとれて体が整っていれば、たまに食べすぎても、体重も体調も大幅に変わることはありません。

安心して楽しみましょう。

食べたいものリスト

「食べたいものリスト」を作成すると、自分の欲求を整理できて、ごほうびデーをより楽しめます。

カラダに悪い、太りそうなどと考えずに、「心が満たされるもの」であることが重要。

商品名や売っているお店など、できるだけ具体的に書き出してみましょう。


（例：あのケーキ屋さんの〇〇ケーキ、あのパン屋さんのサクサクのクロワッサン、あのお店の焼きたてのピザ）


欲求を整理して、メリハリのある食生活を送れると、ムダ食いや後悔を生む食べ方をすっきり手放すことができます。

リスト化したら、ご褒美DAYの日に順番に制覇しチェックをつけていきましょう。

□

□

□

□

□

□

□

4の4 内観力を磨く

誰だって、わかっているけど甘いものをやめられなくて、わかっているけどお酒を飲み過ぎるものですよね。

改善する糸口は、なぜ食べ過ぎるのか、なぜ飲みすぎるのか、そのときの精神状態に目を向けること。そのために、**自分の内側を観察する力、すなわち内観力を磨くことが欠かせません。**

次の質問について、少し考えてみてください。

- **手放したい食行動（食べ過ぎなど）はどんな状況で起こりますか？**

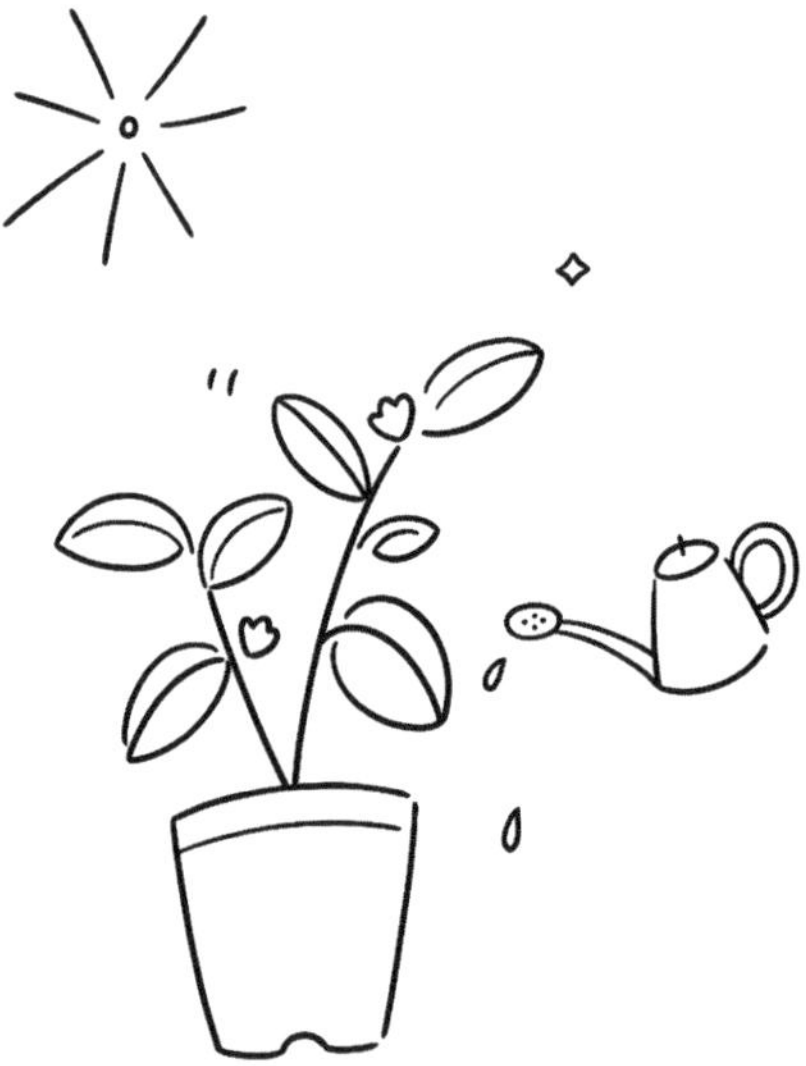

・その行動の前と後ではどんな気持ちになりますか？

・大好物だけど、我慢している食べ物や飲み物はなんですか？

・あなたが満たされる理想の食事の条件はなんですか？（大勢で食卓を囲んで賑やかに食べる、少人数で気の合う人たちだけで食べる、お気に入りのカフェで一人ごはんを楽しむ、など）

・疲れたときに食べたくなるのは、どんなものですか？

・どんなときに、食べ過ぎたり、飲み過ぎたりしますか？（寝不足のとき、仕事でミスをしたとき、恋人やパートナーとケンカしたとき、など）

・どんな食生活を送りたいですか？

このほか、自分の食生活の特徴や自分ルール、気をつけていること、それを始めたきっかけ、続けている理由などを書き出してみてましょう。手放したい食行動に悩んでいる人は、意思の弱さを責めるより、その食行動の「背景」を内観するほうがずっと効果的です。

スモールステップ食習慣

5. 自己肯定感を磨く

5の1 「できた」を可視化する

自分がよりよく変化していっても「自分のありのままを受け入れ、認めるチカラ」つまり自己肯定感が低ければ、いつまでも満足感や喜びを得られません。

そんな状態を脱するためにスモールステップ食習慣を実践できた日や、それ以外でたてた自分の目標を実践できた日は、「できた」を可視化しましょう。手帳にメモしたりカレンダーに○印をつけるなど、お好きな方法でかまいません。

「自炊が楽しくなった」「食材本来の味がわかるから薄味のほうが好きになった」「お通じがスムーズになった」など、以前よりよくなったと思う変化も含めて書き出してみてください。これらの変化は「内的動機」とも呼ばれ、習慣を続ける理由、つまり継続力となるのです。

きっと、予想以上の達成感を得られると思います。

少しずつ、でも着実に整っていることを実感できるので、それが自信につながり、自己肯定感が上がります。

脳には「報酬系」と呼ばれる回路があります。その回路に報酬を与えることでやる気が上がります。

「できた」の可視化こそが、報酬を与えることになるのです。

そして、やる気が持続すれば、「できた」は習慣になります。

その自信と習慣が、自分を整える一生もののスキルになります。

できなかったことが多くても、あまり落ち込まないように。回数を変えるなど、「どうしたらできるか」という視点で違う方法を試してみましょう。

5の2 ありのままを受け入れて認める

自己肯定感は「自分のありのままを受け入れ、認める力」で、食事に限らずあらゆる場面で必要なもの。

「食べ過ぎてしまった」

「ストレスでどか食いした」

そんなとき、「だって私は意志が弱いから」「どうせ痩せられないんだ」「こんな私だから無理」と悲観して終わらせるのではなく、まずは自分の状況を受け止めてあげてください。

私は**「だって、どうせ、だから」の3つを合わせて「言い訳のスリーD」**と呼んでいます。無意識にあながこのスリーDを乱用していたら注意が必要です。自己肯定感はどんどん低下していきます。

言い訳をするのでなく、「食欲が止められないほど、何か自分に負荷をかけていなかった？」「最近、しんどかったせいかも」「最近きちんと栄養とれてなかったかな」という具合に、振り返ってみてください。

その上で「できること」を見つけてみましょう。

できなかったことがある日突然、劇的にできるようになる魔法みたいな方法はありません。

だからこそ「今の自分でもできること」をたくさん見つけて増やしていけばいいのです。

すでにこの本をここまで読み進めてくださったみなさんなら、きっと大丈夫です。

ありのままの自分を受け入れたら、準備は完了です。

この章で紹介したたくさんの習慣の中から今日できそうなものはありましたか。お気に入りの習慣ひとつから、大きなジャンプでなく、小さな一歩を重ねていきましょう。

「私はどうせ痩せられない」

これは、あるカウンセリングの初日でのお客様の言葉です。勇気をだしてカウンセリングに来てくれたものの、表情は暗く、ふさぎこんでいる様子。

綺麗になりたくてたくさんのことを頑張ってきた彼女。それでも思うように結果が得られず、投げやりになり、自信をなくして自分を責めていました。

このときの彼女は、自分の欠点やできないことばかりに気をとられていました。頑張ってきたことなんて何ひとつなかったかのように自分を責めて、負のスパイラルに陥っていたのです。

仕事で失敗が続いたときなど、誰もにこんな経験があるはずです。

ここから抜け出す方法はやはり、「成功体験」の積み重ね。簡単な課題を一週間単位で設定し、クリアしていく方法があります。

ですが、それよりも先に行ってほしいことがあります。

それは、**「今できていることに目を向ける」**こと。誰にでもやってきたこと、できるようになったことが必ずあります。自分でハードルを上げて気づいていないだけ。

そこに気づける自分に変わると、小さな変化を大切にでき、過程から楽しめるようになるのです。

私たちは、誰かに必要とされたり、褒められると頑張れるものですが、常にそんな状態でいられるとは限りません。

だからこそ、自分を信じる力「自己効力感（セルフエフィカシー）」が必要です。「自分ならきっとうまくできる」という自信をもてると、失敗や困難があっても諦めずに継続できるのです。

このときの彼女のように、失敗が続けば誰でも挫けそうになるもの。できなかった事実に言い訳をせず向き合うことは、諦めて投げ出すよりも、何倍ものエネルギーが必要です。ですが、傷ついたり失敗した経験をそのままで終わらせるのは、あまりにももったいない。「傷ついた分、もとを取ろう！」と思えたら、失敗は大きな価値に変わるのです。どんな経験もあなたの宝物です。

彼女は「どうせ痩せられない」と言った8ヶ月後、カウンセリングを卒業し、別人のように明るくなりました。今では日々の料理や食事を楽しんでいます。

体型も着実に変化して、自分にも自己管理ができるという自信と習慣を、セットで得られたのです。

かつては私も、自分を認めるのが苦手でした。小さい頃の口癖は「でーきーなーいー！」だったくらい。

そんなある時「自分の良いところを見つけられない人は他人の良いところにも気づけない」という言葉を聞いて、「自分を認める」心がけを始めました。うまくいかない時や挫けそうな時こそ、特に意識します。

おかげで、いつまでも落ち込んだり、ずるずると引きずることも減り、気持ちの切り替えも以前よりうまくなりました。

それでも自分を認められず、ネガティブになるときもあります。

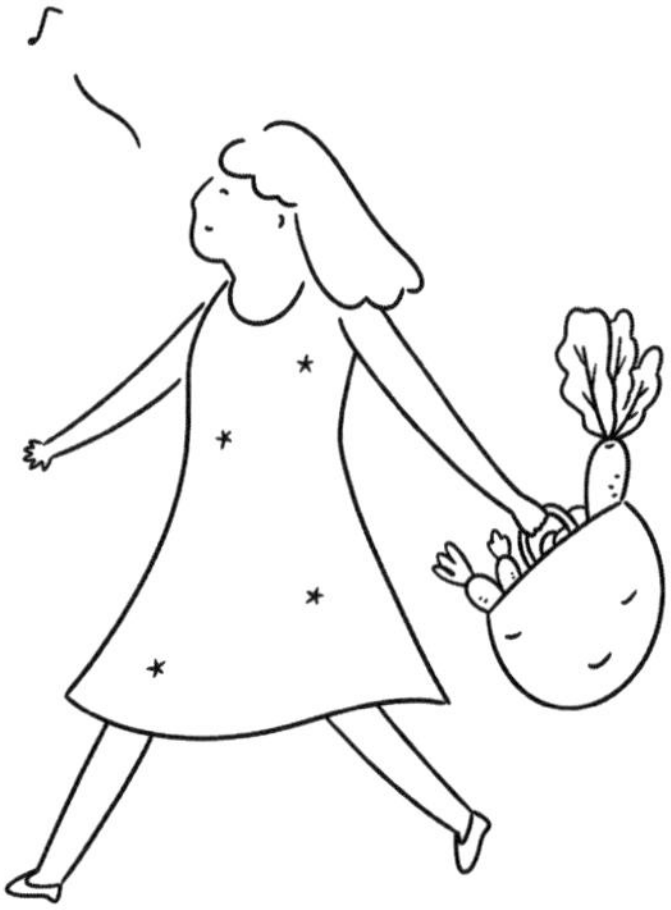

まだまだ完璧ではありませんが、それで良いのだと、それこそ認めています。

「食事を整える」こと、それは、文字通り食事が整うだけでなく、自分の根本的な考え方やあり方を変える可能性を秘めているのです。

第2章

スモールステップ食習慣

まとめ

1. **隠れ栄養不足を解消**

・「たんぱく質リッチ」と「握りこぶし1つ分のごはん」を心がけよう
・プラスワン食材で栄養の質をアップ
・おやつを味方にする

2. **味覚を磨く**

・リアルフードを食べよう
・食品や調味料の「原材料表示」をチェックしよう

3. **とれるカラダを育む**

・呼吸法を生活に取り入れよう
・朝日を浴びて体内時計と自律神経を整える

4. 食行動を整える

・血糖値を味方につけて食欲をコントロール（食事を抜かない／主食＋野菜＋繊維質）

・ストレスや疲れを感じる日は旨味の豊富なメニューをチョイス

・食べたいものリストでご褒美ＤＡＹを楽しもう

5. 自己肯定感を磨く

・「できた」を可視化して成功体験を重ねよう

・「ありのまま」を受け入れよう

第3章

たんぱく質リッチ

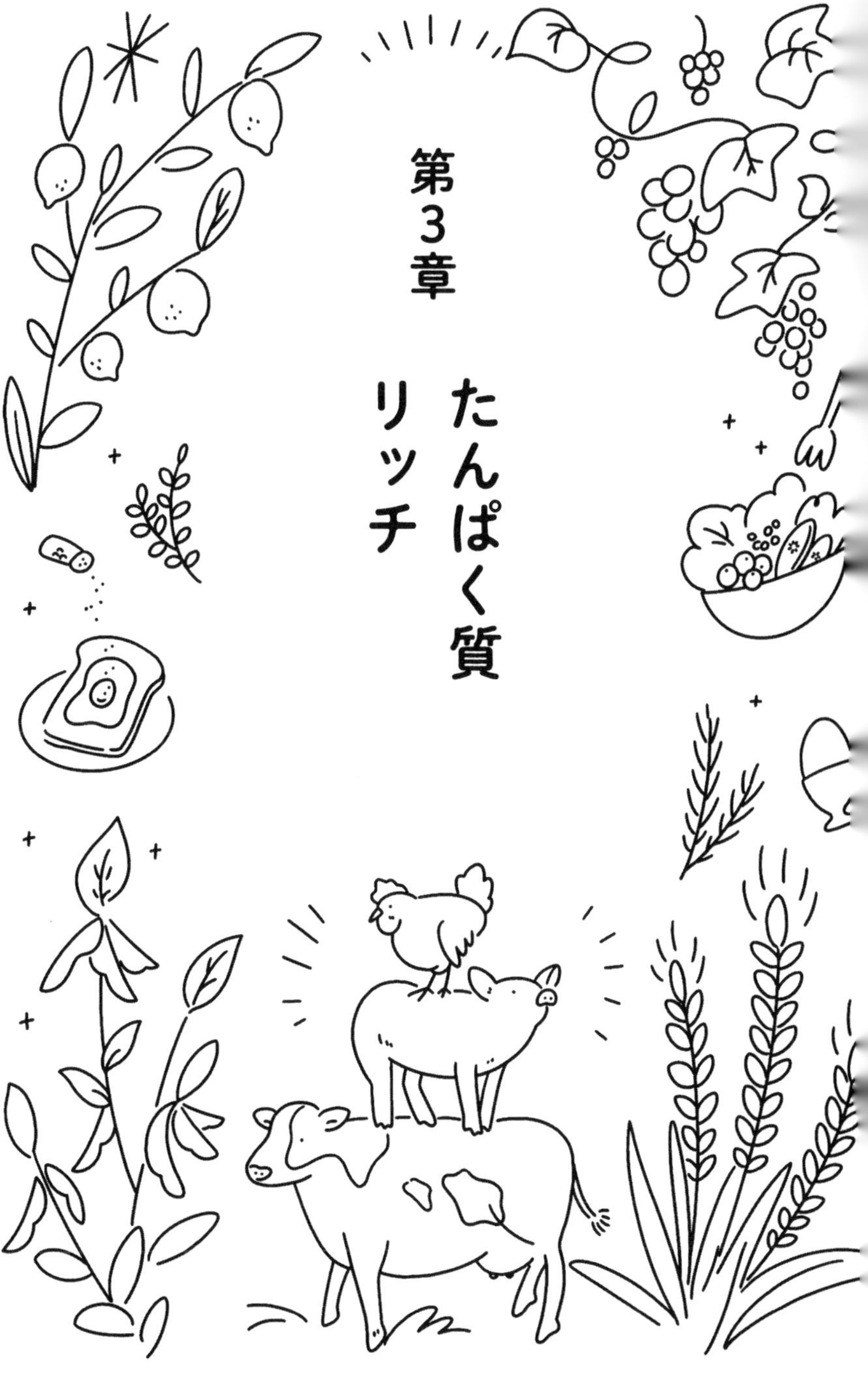

たんぱく質リッチで劇的に食事の質がアップする！

むずかしいことは置いておいて、もし「これだけは意識してとるべき栄養素は何？」と聞かれたら、「たんぱく質」と即答します。

たんぱく質（プロテイン）の言葉の由来は、古代ギリシャ語の「プロティオス」。「第一なるもの、主要なもの」を意味します。古代ギリシャの時代から、たんぱく質は私たちにとって最重要の栄養素だとわかっていたのですね。

スモールステップ食習慣の1つめとしてもたんぱく質リッチを紹介しましたが、「まずはたんぱく質リッチな食事」を心がければ、食事の質が劇的に上がります。

なぜなら、多くの人が自覚のないまま慢性的なたんぱく質不足に陥っているからです。

ここからは、たんぱく質リッチがなぜこんなにも有効なのか、その理由をより詳しくお伝えします。

整う理由①
カラダの土台はたんぱく質！

私たちのカラダは、主に水分、脂質（脂肪）、そしてたんぱく質で構成されています。それぞれの役割を見ていきましょう。

水分　体内で最も多い成分

部位／体液（血液やリンパ液）の一部として全身を絶えず循環。

役割／カラダのコンディションの調整。酸素や栄養分をすみずみに届けたり、老廃物の排泄を促す。汗を出して体温を一定に保つ体温調節、スムーズな代謝が行われる体内環境を保つ役割もある。肌の潤いにも欠かせない。

脂質（脂肪） 適度な脂肪は女性にとっての財産

部位／あらゆる細胞の膜をつくり、ホルモンの材料となる。

役割／エネルギー源のひとつで、皮下脂肪として臓器を保護したり、体を寒冷から守る。女性らしい美しさや機能を整えるために欠かせない。多すぎたり少なすぎるとリスク、適切な量なら味方になってくれる。

たんぱく質 水分の次に多い成分

部位／水分の次に多いたんぱく質。生命維持を担う心臓や脳、胃、腸などの臓器。カラダを形づくる骨、筋肉、肌、髪、関節。血液やホルモン、消化酵素。これらすべての主成分がたんぱく質。

役割／体内に入ると消化の過程を経てアミノ酸に分解・吸収され、各部位に
行き渡ることによって体をつくる。

このように体の主成分をおさらいすると、**「たんぱく質不足」はそのまま「体をつくる成分が足りなくなること」**だとわかります。

不足すれば不調が起きて当然。しかし、日ごろの食生活でどのように取り入れたらいいのか、正しい知識を教えてもらう機会はほぼありません。

それが、多くの人が慢性的なたんぱく質不足に陥ってしまう原因です。

一食に必要なたんぱく質を補うには、**手のひら一枚分を目安にしましょう。**

つまり一日に手のひら3枚分のたんぱく質食材が必要ですが、ご自身の生活を振り返っていかがでしょうか。

たんぱく質食材には、植物性と動物性の2種類があります。植物性の代表は

豆腐や納豆などの大豆製品。動物性の代表は肉や魚、卵、乳製品です。

たんぱく質のクオリティを示す数値としてアミノ酸スコアというものがあります。このスコアはあらゆる食材にありますが、肉・魚・乳製品・大豆は満点です。

精白米や玄米は60～70点、ブロッコリーは約80点、トマトは約50点です。米やパン、麺、野菜などにもたんぱく質は含まれますが、含有量が少ないためスコアは低くなります。

アミノ酸スコアの高い食材をとると、効率的にたんぱく質が補えるということです。

整う理由②
動物性ならビタミン・ミネラルもとれる!

アミノ酸スコアの高さだけでなく、栄養価の高さも踏まえると、動物性たんぱく質がおすすめです。ビタミン(特にB群)、鉄や亜鉛などのミネラルが多く含まれて栄養価が高く、それらをまとめてとれます。鉄分の吸収率も高いので、「栄養をとる」という点で効率がいいのです。

女性は毎月の月経や出産、授乳期、ホルモンバランスが変化する更年期などで、ビタミンとミネラルの必要量が増え、不足しがちなタイミングがたくさんあります。そのため、たんぱく質は特に日頃から積極的な摂取を心がけたい栄養素です。

代謝のサポートや末梢血管の修復にも役立つので、血行不良による肩こりや偏頭痛の解消につながります。

整う理由③

消化に多くのエネルギーを使うから代謝が上がる！

代謝には、次の3種類があります。

1．基礎代謝

臓器を動かしたり、体温を維持するなどの生命活動にともなう代謝。

2．生活活動代謝

歩く・運動など体を動かす際の代謝。

3．食事誘発性熱産生（DIT／以下ディット）

食べ物を消化・吸収するときに生まれる熱代謝。

3つ目は聞き慣れない言葉かもしれませんが、きっと実感したことのあるものだと思います。

食事のあとに体が温かくなったと感じたことはありませんか。

人間の体は、食べ物を体内に取り込むと、吸収できるサイズへ消化し、吸収します。その過程でエネルギーが必要になり、熱が生まれ代謝が上がる、すなわち3のディットが上がる、というわけです。

ディットの効果を上げるには「噛む」動作が重要であるという研究成果もあります。

ディットで消費されるエネルギーの量は栄養素ごとに異なり、特にたんぱく質ではたくさん消費されます。たんぱく質のみをとった場合、摂取エネルギーの30％がディットとして消費されます。糖質の場合は6％、脂質の場合は4％なので、たんぱく質が圧倒的です。実際の食事では、各栄養素が混合されているため、摂取エネルギーの10％をディットで消費する、と考えられています。

日頃から、**この3大栄養素のどれを多く摂っているかで、代謝の効率が変わっ**

てくるということです。

野菜たっぷりの食事が健康的だという考えは、間違いではありません。ですが、野菜ばかりでたんぱく質が不足していると、ディットの上昇は期待できず、カラダは冷えやすく、筋肉はつきにくく、脂肪燃焼には程遠くなってしまうのです。

これで、**「食べなければ痩せる」という考え方は間違っている**ことがわかりますね。食事抜きダイエットは、太りやすくて痩せにくい体に近づいてしまうのです。

欠食せずに、毎食適切な量のたんぱく質を摂取すればディットは上がります。すると消化能力も臓器の機能も高まり、周りの筋肉や血流が刺激されるなど、全身の機能が活発になり、カラダが整うわけです。

整う理由④
筋肉で健康と美しさを守れる

たんぱく質を語るうえで欠かせないのが「筋肉」です。

筋肉は私たちが思っている以上に健康と美しさには欠かせないもので、その筋肉を保つのがたんぱく質と運動です。

頬や二の腕、お尻、お腹など、運動不足や加齢でたるんできて焦った経験は、誰にもあるでしょう。

これをコルセットのようにキュッと引き締めてくれるのが「筋肉」なのです。

筋肉維持が大切なのは、スタイルのためだけではありません。骨をおおう筋肉を鍛えると骨への刺激が促され、骨の強化につながります。

全身の筋肉量の約70％を占めるのが下半身の筋肉。通常は加齢により大幅に減少してしまいますが、「下半身の筋肉量は女性ホルモンの分泌に関わる卵巣機能とも相関がある」とされるため、減少スピードは可能な限り緩やかにしたいものです。そうすることで、女性特有のカラダの機能を維持しやすくなるでしょう。

ムキムキになるほど鍛える必要はありません。ですが、人生100年時代、何歳になっても自分の足で立ち、アクティブに日々を謳歌するためのカラダづくりは必要です。

そのために「たんぱく質リッチ」と、今の生活で活動量を上げることから始めましょう。私のお客様にも、これだけで「体重の変化はなくても、筋肉がついてウエストや下半身が引き締まった」というかたがたくさんいます。

「なにか特別に運動をしなきゃ！」と気合いを入れる前に、まずはたんぱく質リッチを意識しましょう。

整う理由⑤

〝朝たんぱく〟で体内時計のズレをリセット

地球の自転周期は1日24時間。それに対し、私たちの体内時計は24時間より少し長めになっています。

つまり、人の体内時計と実際の時間には、少しズレがあるということ。日本に住んでいると、1日10分から20分ほどのズレがあります。

1週間で70分、放っておくと、どんどんズレてしまいます。

このズレを食事でリセットするには、**朝食でたんぱく質をとる**のが有効です。特に、**たんぱく質と糖質の組み合わせはリセット効果が高い**ことが立証されています。

体内時計がズレる大きな問題点は、カラダが時差ボケのような状態に陥ってしまうことです。

カラダが時差ボケ状態に陥ると睡眠に大きな影響を及ぼします。そして睡眠のリズムが乱れるとホルモンバランスが崩れて、食欲コントロールがきかなくなってきます。その結果、体調や体型が崩れ、生活習慣病の原因にまでなってしまうことがあります。

「朝は食欲がわかない」という人は「なぜ食べられないのか」を考えてみましょう。前日の夕飯が遅くて朝は空腹になりにくいなら、夕飯を少し早めたり、脂っこいものを控え、消化にいいものを選ぶなどの工夫をしましょう。

朝食抜きが理由もなく習慣になってしまっている場合もあります。

「食べる時間がないから」「そこまで空腹ではないから」など。

何も満腹になるほど食べる必要はありません。牛乳や豆乳、飲むヨーグルトなどのドリンクから始めればOK。それだけでいい変化を実感できるはずです。慣れてきたら、卵やヨーグルトなども取り入れていきましょう。食べる時間がなければ、職場に持っていってランチまでの隙間時間に食べればOK。

朝のたんぱく質習慣の効果は抜群で、

「午前中からアクティブに動けてパフォーマンスが上がった」
「集中力が上がった」
「疲れにくくなった」

という声が多く寄せられます。食べることで血流が促進されて、臓器の働きが活発になるので、体の中からパワーが生まれてくるのです。

朝食を抜くことは、1日に必要な栄養素をとる機会の損失。

メリットを実感すれば、たんぱく質への意識と興味が自然と高まって、「今度はゆで卵も食べてみよう」「納豆ごはんはどうか」「ボイルした鶏胸肉や焼いた鮭を常備しておけば便利」と、工夫できることが増えていきます。

平日と休日でメニューを変えるのも手です。

そして、これこそが、楽しく続けられる最大のコツ！

まずは小さな一歩から。

気楽な気持ちで、二歩目、三歩目とつなげていきましょう。

整う理由⑥

甘いもの依存と衝動食いから卒業できる

たんぱく質リッチを始めた人の反応で、不調が改善したという声と並んで多いのは**「甘いものに目がなかったのに、なぜか興味がなくなりました」「チョコやアイスを食べたいと思わない自分にびっくりしてます」**という声です。

本人は理由がわからなくて不思議がりますが、理由は明確。

たんぱく質で必要な栄養が満たされると、糖質への異常な欲求がなくなるからです。

私たちの主なエネルギー源は、糖質です。米やパン、麺類などの炭水化物をはじめ、根菜類の野菜や果物、甘いものなどに含まれています。

それらは体内でエネルギー物質（アデノシン三リン酸）に変換されて初めて、エネルギーとして使われる状態になります。その変換には必ず、鉄や亜鉛、ビタミンB群が使われます。

鉄は肉や魚の赤身肉やレバー、貝類などの動物性たんぱく質に多く含まれ、吸収率も高めです。その動物性たんぱく質が不足している人は当然**鉄不足**になり、**体内でうまくエネルギーを生み出せなくなってしまいます。**

鉄不足だと、酸素や栄養を運ぶ機能もうまく働きません。よって、疲れやだるさが慢性化し、その状態で無理を続けると体調を崩す悪循環に陥るのです。

つまり、**たんぱく質不足＝鉄不足＝エネルギー不足。**

エネルギーに変わるはずの糖質が、鉄分が足りないせいでスムーズにエネルギーに変換されず、延々と甘いものを欲してしまう、という仕組みなのです。

逆に言えば、たんぱく質が足りると鉄分も補えて、甘いものを無駄に欲しがることがなくなるということです。

たんぱく質もエネルギー源として機能しますが、本来の役割ではありません。たんぱく質は脳や臓器、筋肉など、カラダの土台です。にもかかわらず、糖質の代わりにエネルギー源に使われてしまうと、本来の役割が果たせず、体型も体調もバランスが崩れてしまうのです。

仮に体重が減っても、筋肉を削り出しているようなもの。極端な糖質制限や減量目的の断食は、短期間で体重が落ちますが、ここで減っているのは水分（脂肪は短期間では落とせません）。続けると筋肉まで減ってしまい、加齢とともにどんどん脆《もろ》くたるんだカラダになってしまいます。

このことから、私はエネルギー源としての糖質を過度に制限することはおすすめしません。ごはんやパン、麺類など主食の糖質が気になるなら、質と量を調整しましょう。白米よりも食物繊維が豊富な胚芽米や雑穀米、白いパンよりも胚芽パンやライ麦パン、うどんよりも蕎麦を選ぶという方法です。ただしそれらは消化に負担がかかるので、胃腸が弱い方や疲れた時には控えましょう。

糖質を気にしてフルーツや根菜を抜くのも、おすすめしません。旬のフルーツや根菜は繊維質やビタミンが豊富で、旬のおいしさを楽しめ、その時期に必要な栄養素を補えます。

控えたいのなら、糖質制限より、砂糖などの甘味料が入った飲食物のみ控える「シュガーフリー」をおすすめします。

※服用中の方、医師の指導や信頼できる有識者の指導を受けているかたは、糖質量やコントロール法について相談してください。

整う理由⑦

隠れ鉄不足も解消！

こんな症状はありませんか？

イライラする／落ち着きがない／

やる気が起きない／ネガティブ／気持ちの浮き沈みが激しい
疲れやすい／食欲が低下／血色が悪い
甘いものが無性にほしくなる
冬でも氷などの冷たいものを頻繁に食べたくなる
爪が割れやすい
これらは貧血の症状の一種です。

鉄不足で貧血ぎみの人ほど、鉄や亜鉛が豊富な赤身肉やレバー、貝類を積極的にとってほしいところ。

貧血の診断を受けたことがない、血液検査でも問題なかったかたも、油断はできません。**カラダにストックしている鉄（フェリチン／貯蔵鉄）は健康診断では把握できず、ほとんどの人が把握する機会がないからです。**女性は毎月の経血と一緒に鉄も失っているため、**「隠れ貧血」**の場合があります。

隠れ貧血とは、血液中のヘモグロビンが正常値でも、気づかないうちにこのフェリチンが不足している状態。貧血がひどすぎると、カラダは女性の機能より生命維持を優先させるので、月経が止まることもあります。血液検査では、千円ほどの追加料金でフェリチンの検査もできます。

1日に必要な鉄の量は、毎食赤身肉や貝類を食べてやっと足りるかどうか不安なくらいです。想像よりずっと多いですよね。厚労省が推奨する量は、月経のある成人女性で10・5mg（月経のない女性で6・5mg）。成人男性の推奨量7・5mgに対して明らかに多いのです。月経で出血が多いときは、さらに基準値が約1・5倍に上がります。

出産時の出血でも多くの鉄が失われるので、一時的に貧血になる人も少なくありません。帝王切開の場合、通常の出産の約2倍の出血量になると言われます。さらには、授乳、慣れない育児、睡眠不足が重なり、自分の健康を後回しにしてしまうことから、鉄不足が尾を引いて、体調回復までに2〜3年かかる人もいます。

鉄が多い食品（水分が40%以上）

①	豚肉（レバー）	13.0
②	鶏肉（レバー）	9.0
③	レバーペースト	7.7
④	卵黄	6.0
⑤	あゆ（焼）	5.5
⑥	しじみ	5.3
⑦	鶏肉（はつ）	5.1
⑧	あかがい	5.0
⑨	いわし（丸干）	4.4
⑩	ほっき貝	4.4
⑪	米みそ／赤	4.3
⑫	油揚げ	4.2
⑬	牛肉（レバー）	4.0
⑭	あさり	3.8
⑮	牛肉（肩ロース赤肉）	2.4
⑯	牛肉（ヒレ）	2.2

（食品100グラム当たりの鉄の含有量　単位：mg）

参照／https://www.eiyoukeisan.com/

鉄が豊富な食材は、豚や鶏のレバー、卵黄、あゆやしじみなど表の通りです。

コストも手間もハードルが高いのですが、これらをできるだけ積極的に取り入れましょう。日頃から**動物性たんぱく質**をとれていれば、貧血のリスクが下がります。常に意識するのが難しければ、体調がすぐれない日や、疲れがたまっている時に特に意識するなど、メリハリをつけましょう。

特に、月経前に積極的にとることをおすすめしています。

いざ実践！
たんぱく質リッチのコツ

たんぱく質リッチを無理なく、賢く実践するために、次の3つを取り入れてみてください。

①手に入れやすい牛・豚・鶏肉や魚をできるだけローテーションで食べる
②脂身が少なくて赤身が多いものを選ぶ（たんぱく質をはじめとする栄養成分は肉の部分にある）
③一食につき手のひら一枚分（女性の場合は約100～150g）

まずは①から、それぞれの肉の栄養素についてお伝えします。

牛肉

ミネラルの鉄と亜鉛をはじめ、**脂肪燃焼効果があるL－カルニチンが豊富。**

おすすめ部位は赤身が多い**ヒレ肉**や**肩ロース**。これらは特に鉄や亜鉛を多く含みます。

高価なので、安いときにまとめ買いして冷凍保存しておくといいでしょう。

レバーには特に鉄と亜鉛が豊富なので、PMSや月経痛に悩まされている人にはおすすめ。また、亜鉛は味覚を整えて、血糖コントロールや代謝機能、免疫力アップの効果もあります。

舌の表面にある味蕾《みらい》細胞は5～10日間で生まれ変わり、そのときに、多くの亜鉛を必要とします。亜鉛が不足すると細胞が入れ代わりにくくなり、味覚障害を引き起こすとも言われます。

豚肉

ビタミンB1が豊富。おすすめの部位は、**赤身・ロース・こま切れ肉**などです。ほとんどが脂身のバラ肉は、たんぱく質供給源にはなりません。

脂身大好きなかたは、料理ではロースやこま切れ肉を組み合わせて、量を減らす工夫を。

鶏肉

脂肪が少なくて消化がよく、むね肉には疲労回復を促すイミダゾールペプチドという成分が豊富。価格が安いのも魅力です。

脂質やカロリーを控えたい人は、皮を取り除きましょう。焼き、炒め料理では加熱時に皮から出る脂をペーパーで取り除く方法もあります。余分な脂を取り除けば、皮がパリッと香ばしく仕上がって、おいしさもアップします。

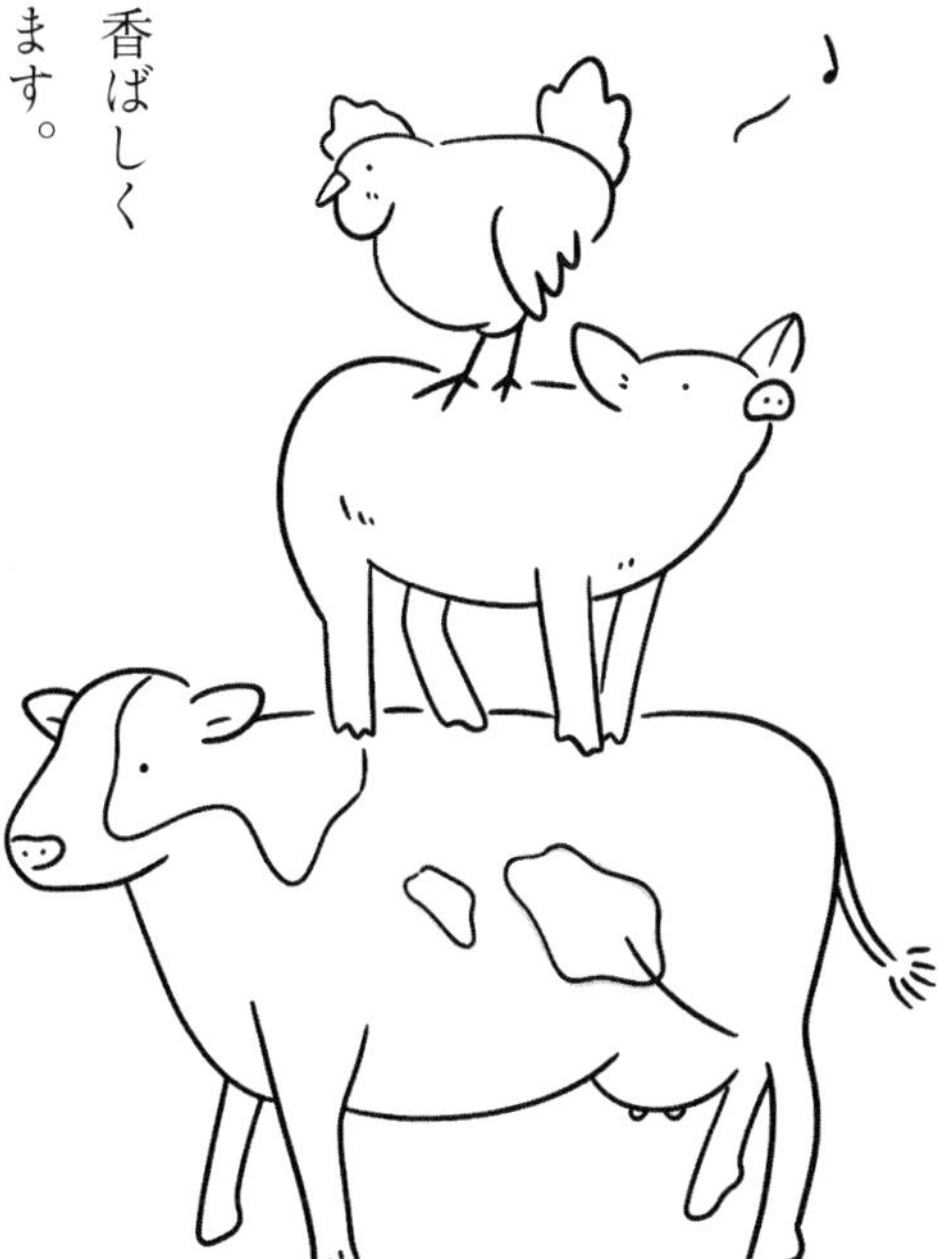

骨付き肉は可食部が少ないので、サイドメニューで卵やツナを組み合わせるといいでしょう。

ひき肉

ひき肉は安価で、ハンバーグや肉だんご、肉そぼろなど、家庭料理では調理のバリエーションが豊富な点が魅力です。

どれも脂身が多めなので、料理中に出る脂をペーパーで取り除きましょう。**ラベルに「赤身○%」と割合の表示があれば、赤身率が高いものを選んでください。**ひき肉料理は調理後に冷蔵庫で保存すると白い脂が浮き出るので、それも取り除きましょう。

時間があれば、スライス肉や塊肉をフードプロセッサーや包丁で叩いてひき肉にしてみてください。油分も減らせて、肉らしい食感を感じられて、味わい深さが増します。

魚

肉にはない魚の魅力は、ＤＨＡやＥＰＡなどの良質な油、ビタミンＤ、カルシウムが豊富なこと。**青魚**は特に良質な油がたっぷり。ビタミンＤが豊富な鮭、骨ごと食べられてカルシウムも一緒に摂取できる小魚（シシャモなど）もおすすめです。

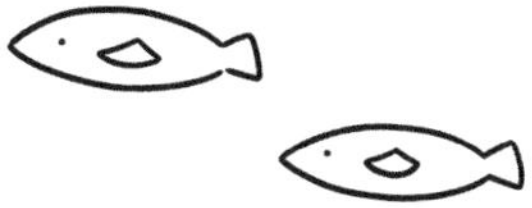

刺し身だとマグロ、カツオ、サーモンの赤身や血合いの部分は、鉄や亜鉛が豊富です。貝類も鉄、亜鉛などのミネラルが豊富です。

旬のものは栄養価が高くておいしいので、旬の魚を選ぶ習慣をもつとさらにいいでしょう。

缶詰の商品もバリエーションが豊かなので、常備していれば、疲れた日のお助け食材に。味付けがシンプルかどうか、人工的な添加物が多くないかどうかをポイントに選びましょう。

外食ではお寿司や海鮮丼もおすすめです。

肉や魚が食べられない人は、大豆製品、卵や乳製品でOKです。植物性たんぱく質しか食べられない人は、鉄や亜鉛などのミネラルが不足しがち。それらが豊富な小松菜やホウレンソウを積極的に食べたり、サプリメントや栄養素が添加された補助食品などで補いましょう。

一食につき手のひら一枚分

18歳以上の一般女性が必要とするたんぱく質の推奨量は一律50グラム。これは食材の量でなく、栄養素として必要な量です。(「日本人の食事摂取基準2015年度版」)。ですが、体重によって必要量は変わります。

私がおすすめするのは、体重1キロあたり1グラム。50キロの人なら1日50グラム、60キロなら1日60グラム。それを三等分して1食ずつの目安にしましょう。

50キロの人ならなら1食15〜18グラム、60キロなら1食20グラム。厳密な計算はいらず、ざっくりでOKです。

それでもわかりにくいかたは前述の通りおおよそ**1食につきたんぱく質は手のひら1枚分と覚えてください**。

これは「手ばかり栄養法」というものです。自分の手は自分の体に合ったサイズで、手で計った食事量は自分の体に合っている、という考えにもとづきます。多くの管理栄養士が携わる現場や自治体の栄養指導などで取り入れられています。

プロテイン飲料を飲む場合は、1回でどの程度の「たんぱく質」を補えているか、商品裏面の成分表示でチェックしましょう。

食事においてたんぱく質リッチを心がけることは大切ですが、たんぱく質だけで満腹にならないように気をつけましょう。野菜も食べられる食欲の余裕を大切にしてくださいね。
食が細くて食べきれない、というかたはその日の体調と相談しながら自分の心地いい食事量に調整しましょう。

レストランなどで出てくるステーキやハンバーグも、だいたい手のひらサイズです。市販のサラダチキンは胸肉1枚分で厚みがあるため、補えるたんぱく質量は20〜25グラムとやや多めです。

そのほかの代表的な食材のたんぱく質量は、次の表のとおりです。
私がこうした数字を伝えるのは、ある程度の食材のたんぱく質量を知っていれば、自炊のときな

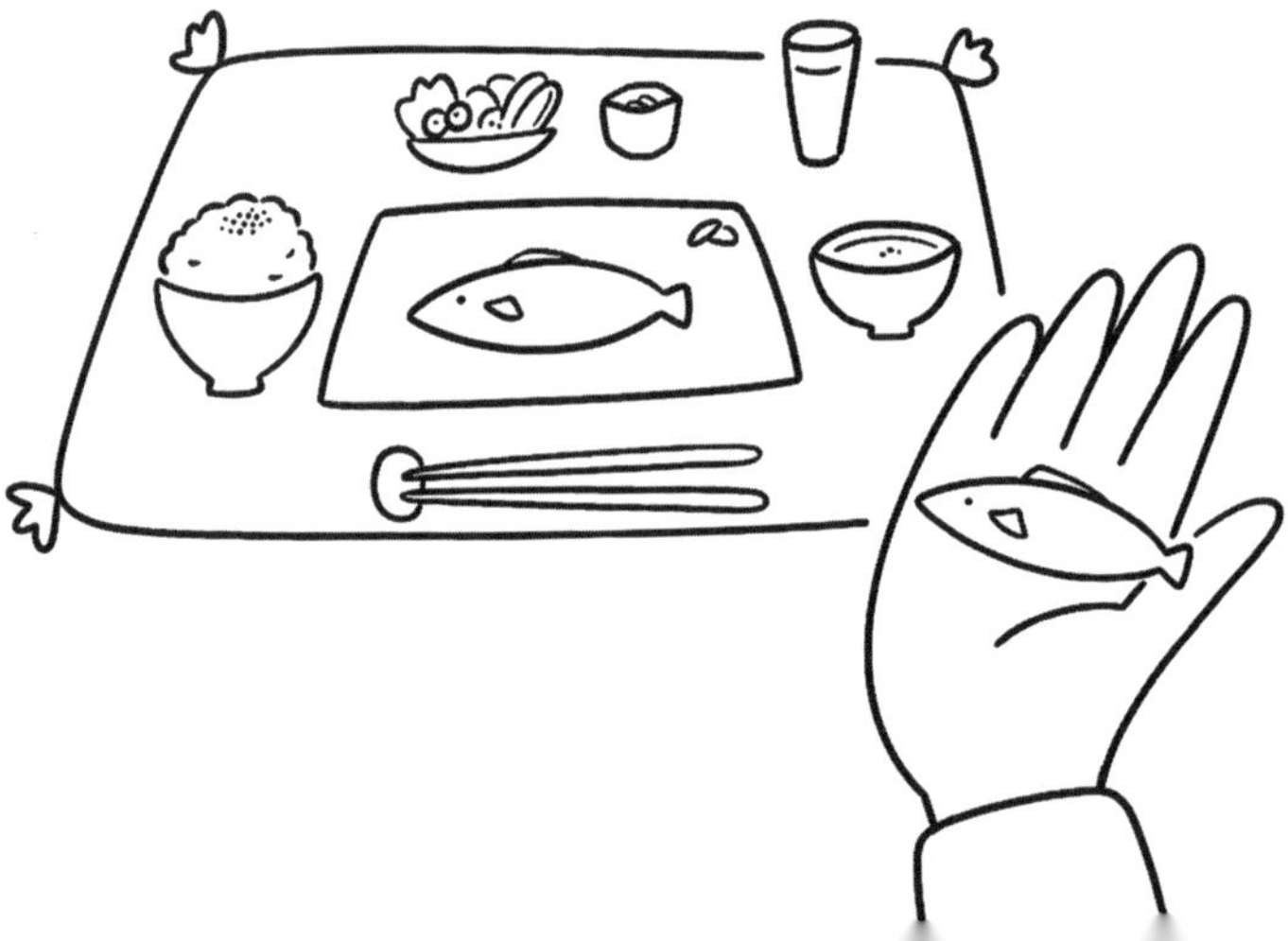

100グラムで取れるたんぱく質の量

（生の状態／単位：グラム）

牛　肩	20.2
牛肩ロース	16.5
牛モモ	21.3
牛ヒレ	19.1
豚　肩	20.9
豚肩ロース	19.7
豚ロース	22.7
豚ヒレ	22.2
鶏ささ身	24.6
鶏ムネ	19.5
鶏モモ	17.3
卵	12.3（1個あたり約7グラム）
牛　乳	3.3
豆　乳	3.6
パルメザンチーズ	44.0
カマンベールチーズ	19.1
モッツァレラチーズ	18.4
プロセスチーズチーズ	22.7
ヨーグルト（全脂無糖）	3.6
木綿豆腐	7.0
絹ごし豆腐	5.3
納　豆	16.5（1パックあたり約7グラム）

（出典：日本食品標準成分表 2015年版七訂）

その他はこちらを参照 ▶ https://fooddb.mext.go.jp/history.pl

ら食材を選びやすく、外食時ならメニュー選びに困らないからです。

要注意なのは「数値や理想の量にとらわれすぎない」こと。徹底しすぎると食べる楽しさや喜びを忘れやすいので注意しましょう。

外食でもたんぱく質リッチはカンタン

毎食自炊が理想ですが、なかなか難しいもの。

コンビニやスーパーでお弁当や惣菜などを買うときでも「どのくらいたんぱく質がとれる?」「栄養価が高いのはどっち?」と気にかけることはできます。

コンビニやスーパーでの買い食いでも、ちょっと気をつけるだけで大きな変化につながることがたくさんあります。

コンビニ

「いつものサラダチキンをゆで卵と焼き鳥に変えれば、1食分のたんぱく質は足りそう」

「カップサラダの野菜は洗浄されていて栄養価があまり残ってないらしいから、プチトマトやホウレン草のおひたしにしよう」など。

これらにおにぎりひとつとカップの味噌汁をつければ、バッチリ！

スーパー

品揃えがいいので選択肢が広がります。

私が包丁を触りたくないほど何もしたくないときに選ぶのは、**お刺身**です。肉なら**焼き鳥**。スライスしてある**ローストビーフ**や**焼き豚**、**焼き魚**もおすすめです。

お皿に移して、ちょっと薬物を添えれば立派な一品に早変わり！

かいわれ大根やブロッコリースプラウト、ベビーリーフは野菜の若い葉（幼葉）でビタミンやミネラルの含有量が高い上、包丁いらずで扱えるのでとても便利です。盛るだけで食べられる一品は最強です。

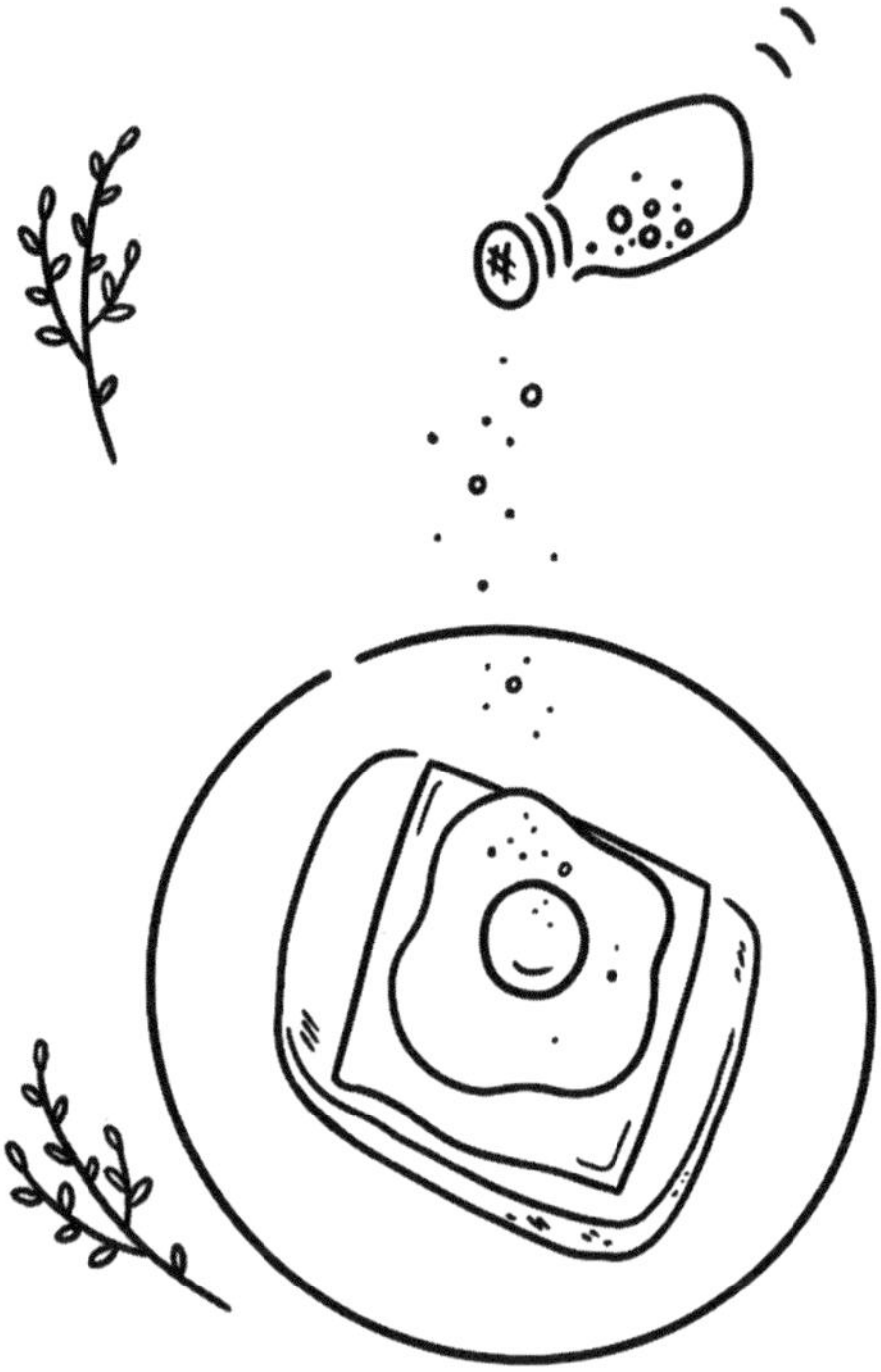

お惣菜を買うと添加物フリーは無理ですが、お刺身や焼いた肉など、食材の原型がわかるものなら添加物も抑えられます。

豆腐にキムチやシラスをどっさりのせる一品もおすすめ。**シラスやジャコ**もたんぱく質食材なので、ちょっと足りない？というときの〝ちょい足したんぱく質食材〟として優秀です。サラダやおひたしにトッピングします。

桜えびやチーズもいいでしょう。料理の食感や風味が加わるので、おいしさもアップします。

私はお惣菜として売られる**小魚の佃煮**も常備しています。水菜などの葉野菜と和えたり、細かく刻んだものを卵焼きに入れたり、ごはんに入れて混ぜごはんにします。添加物フリーにはなりませんが、たんぱく質をしっかり補えるので、間違いなくプラスのほうが大きいのです。

こんなふうに、すぐできるたんぱく質リッチメニューの選択肢を持っているととても楽です。

くたくたに疲れているときには、手間のかからないカップ麺などのインスタント食品に手がのびがちですが、油分や塩分が多くて高カロリーのため、カラダに負担がかかり栄養価も心もとないのです。カップラーメンが無性に食べたいときがあってもいいのですが、疲れているときこそカラダに余計な負担をかけない、そしてカラダを回復させる栄養があるものを選びましょう。それが、自分を整える近道です。

体調が悪いときはお休み。無理しても栄養を活かせません

体調を崩して固形物が喉を通らないほど食欲がない……そんなときまで、無理してたんぱく質リッチを実践する必要はありません。

体調が悪いときは水分補給を心がけてゆっくり休んでください。胃腸を休ませ、本来の消化力と吸収力を取り戻すためのプロセスとして必要な時間です。食欲が出てきたら、フルーツやヨーグルト、プリンなどの喉ごしがよくて食べやすいものから取り入れましょう。

同様に便秘やストレスでお腹が張っているとき、ガスが溜まっているとき、お腹を触ってみていつもより固い感じがするときも、胃腸を休ませてあげましょう。何か食べたいと思ったら、**卵や鶏のささ身など、脂肪分が少ないたんぱく質**を選びましょう。カラダを温められる味噌汁や雑炊、お茶漬けなどもおすすめです。

食事の間隔が短いときは、たんぱく質の量も減らしてOKです。あまりお腹が空いてないのに、律儀にたんぱく質リッチを守る必要はありません。「空腹は最高の調味料（スパイス）である」と言われますが、どんなに体にいいものでも、おいしく食べられなければカラダにはストレスとなり逆効果です。

栄養バランスは2、3日単位で考えて

コンビニやカフェでは、おにぎりやサンドイッチ、パン、パスタなどの炭水化物食品ならたくさんの種類があります。手軽に食べられ、コストも低く加工しやすいからです。

一方で買ってそのまま食べられるたんぱく質食材は、ゆで卵、サラダチキン、チーズくらいなもの。豆腐や納豆もコンビニで買えますが、そのまま食べるには、ハードルも高く食事としては物足りないでしょう。

このことからも**たんぱく質への意識を最優先にするくらいでないと、すぐに不足してしまう**ことがわかります。

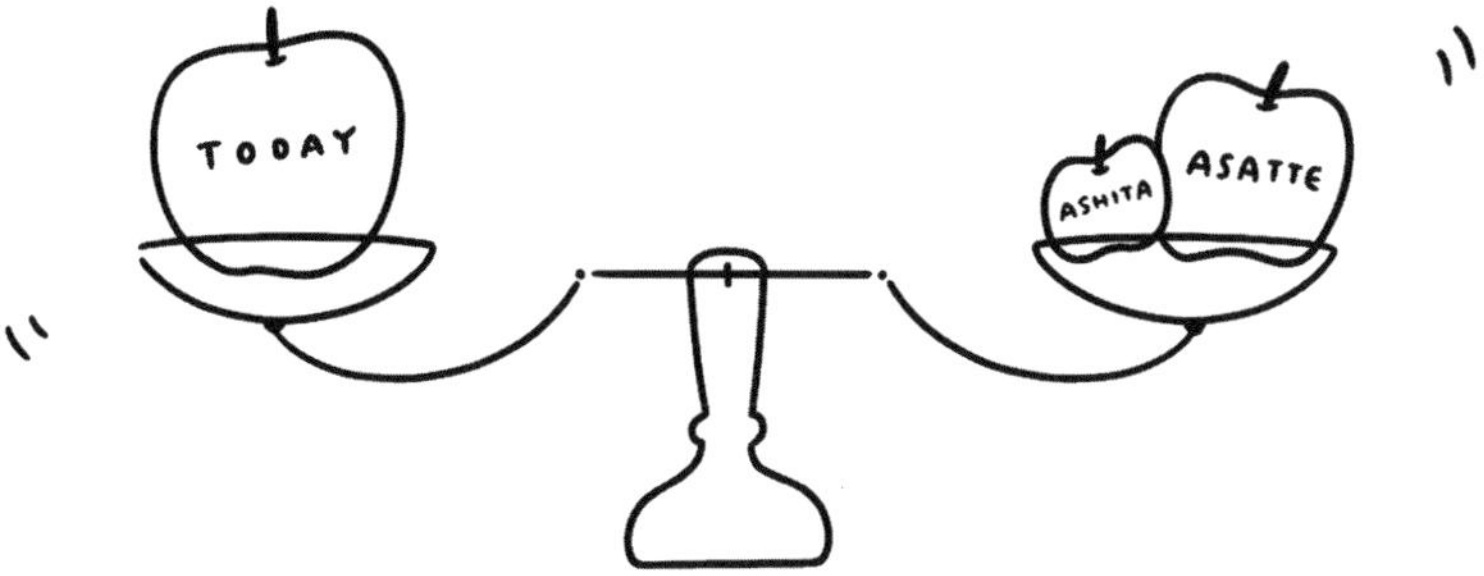

たんぱく質と炭水化物（糖質）、脂質の三大栄養素に加え、ビタミンとミネラルの5つを五大栄養素と言います。

これらすべてをバランスよくとるのが理想ですが、1食でバランスがとれなくても大丈夫。

どんなに心がけていても、忙しさや疲労で、バランスなんて考えられないときもあります。一日で調整できなかったら、翌日、それが難しかったら3日単位、それが無理なら1週間単位で調整してください。それ以上になると忘れてしまいます（笑）。

実践と継続のための5つの秘訣

たんぱく質リッチを無理なく取り入れるためのコツは5つあります。

①手間をかけずに食べられるたんぱく質食材を常備する
卵、ツナやさば缶、鮭フレーク、チーズ、しらすなど

②まとめ買いをして、小分け冷凍しておく
家族の人数に合わせて、1回で使う分量にしておくと解凍も楽チン

③余裕があるときに、たんぱく質リッチな常備菜を作り置き
サラダチキンなど

④ 惣菜に頼るなら、このコーナーを見てみる

肉やお惣菜売り場のローストビーフや焼き豚、焼き鳥。
魚売り場なら刺身。
コンビニなら焼き魚、チキンステーキ、イカの一夜干し

⑤ トッピングにたんぱく質をプラス

ごはんやサラダ、カレーなどにトッピングする習慣を。

（例）しらすごはん、鮭混ぜごはん、カレーライスの副菜にツナや鯖缶、牛丼に温泉卵、うどんやそばに卵をのせるなど。

ある週のリアルな私の食事内容です。管理栄養士としては、豊富な食材を駆使して毎日凝ったメニューを作って食べています！ とカッコつけたいところですが（笑）、肩ひじ張らず、予定や体調に合わせて調整しています。

打ち合わせ	AM：自宅作業 PM：イベント	DAY OFF	自宅作業
・ゆで卵1個 ・ヨーグルト ・フルーツ ・コーヒー	・ごはん（ごま、鰹節、のり、自家製サラダチキン） ・半熟味たまご1個 ・スープ（冷凍ストック）	休日は好きな物を好きなタイミングで ブランチ ・厚切りトースト ・目玉焼き ・ベーコン ・サラダ ・ヨーグルト ・フルーツ ・コーヒー	・厚切りトースト ・スクランブルエッグ（卵2個、チーズ） ・ソーセージ2本 ・ヨーグルト ・フルーツ ・ロイヤルミルクティ
〈カフェレストラン／ランチMTG〉 サンドウィッチプレート （たまご、ベーコン、サーモン）	〈お弁当おかずアレンジ〉 ・混ぜごはん（焼き鮭1切れ、大葉、ごま、塩・常備菜） ・残り物お味噌汁		〈即席一人ランチ〉 ・鯖缶＋薬味のミニどんぶり ・常備菜（浅漬け／なめたけ） ・即席汁物（梅干し、とろろ昆布、醤油、鰹節）
ー	クッキー小袋	チーズケーキ コーヒー	ピノ（アイス） 3個
〈自宅〉 ・鶏そぼろミニ丼 ・具沢山味噌汁 ・浅漬け ・サツマイモとキャベツの白ごま和え ・レモンサワー	〈イベント後外食〉 豆腐サラダ・モツ煮 焼き鶏・鮭ハラミ お漬物・もずくなど おばんざい居酒屋で美味しいごはんをみんなでモリモリ！	〈外食／焼肉〉 ごはんは少し カルビやレバー、ヒレなどいろいろ食べます！ キムチ大好き＊ ・生搾りサワー	〈自宅〉 ・豚肉ブロックオーブン焼き ・野菜ステーキ ・海藻ときのこのサラダ ・レモンサワー

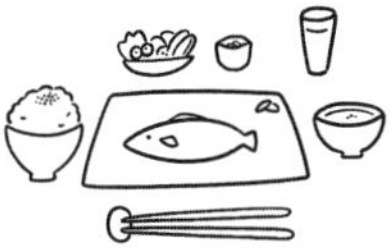

Instagramでも紹介中!

とある一週間の食事

	打ち合わせ ドタバタな日	自宅作業	オンラインサロン向け レシピ試作
朝	・混ぜご飯 （大葉、 サラダチキン、 ごま、塩） ・半熟味たまご１個 ・ヨーグルト ・フルーツ ・コーヒー	・自家製パンケーキ ・卵２個目玉焼き ・ヨーグルト ・フルーツ ・コーヒー	・たまごかけしらすごはん （卵黄、青菜しらす、 自家製なめたけ） ・豆腐と野菜のお味噌汁 （夕飯の残り物） ・ヨーグルト ・フルーツ ・コーヒー
昼	〈お弁当おかず〉 ・肉野菜いため ・ごはん ・お味噌汁 ・常備菜 （大根浅漬け）	〈お弁当おかず〉 ・親子丼 ・お味噌汁	〈レシピ試作メニュー／味見 ・野菜とチキンのグラタン ・根菜とキャベツのマリネ
おやつ	チョコレート	カフェオレ ナッツ	小魚アーモンド
夜	〈自宅で簡単料理〉 ・煮込み味噌うどん （残り物お味噌汁、 たまご） ・ツナとワカメの 酢の物 ・梅酒	〈自宅〉 ・炙りしめ鯖のミニ丼 ・お味噌汁 （在庫野菜、 きのこ、 とろろこんぶ） ・グリル野菜 ・梅酒	〈自宅／レシピ試作品〉 ・牛肉ときのこの クリーム煮 ・豆腐と海藻のサラダ ・大根の浅漬け ・ごはん

カラダを変えたかったら2〜3ヶ月かかると思って焦らずに

糖質は食後にエネルギーに変わり、体内にもストックされます。たんぱく質や脂質がカラダの一部に変わるのは、約2週間後から。肌や筋肉の細胞、血液成分が入れ替わるのはおよそ2〜3カ月（性別や日々の運動量により変わります）。骨の場合、1〜2年かけて入れ替わり、その間隔は加齢とともに長くなっていきます。

体ができるペースはそんなものなので、体型や体調の変化を追うときも、2〜3カ月かける気持ちを忘れないでください。

栄養状態が悪かったり、便秘のかたは、カラダ本来の働きが悪くなって代謝も落ちている可能性があります。そんな時は、ダイエットや運動をするよりも、食事の栄養バランスや睡眠を整えることを最優先にしましょう。個人差はありますが、体調の変化は、食事を整えると割と早いタイミングで実感できるはずです。

一方で体型の変化にはもう少し時間がかかります。**体調が整って初めて、体型が変化する段階にうつるからです。**そのため、痩せる、脂肪燃焼、筋肉増量などの変化を感じるまでには、2～3カ月はかかると考えましょう。

カラダが整った状態だと効果は出やすく、リバウンドもしにくくなります。結果を急がずに、「急がば回れ」の心持ちでいることが大切です。

サプリメントで
栄養をとってるつもりに
なっちゃダメ？

医師の処方を受けている人のみならず、ビタミンやミネラルなどのサプリメントを常飲しているかたはたくさんいるかと思います。数年前から、土壌の劣化や海洋汚染などで食物の安全や品質低下が指摘され、サプリメントをすすめる専門家も増えた印象です。

ただ、くれぐれもお助けアイテムであることを忘れないでください。最初から頼ってしまうと、食生活はいっこうに改善されません。

栄養は食べ物から摂取するのがベスト。食物には天然の香りや色合い、食感が様々あって、五感で味わう楽しみを提供してくれます。サプリメントにそれらはありません。

飲むだけで栄養補給できるのは便利ですが、サプリメントでは唾液が分泌されないことも問題です。人は噛むことで唾液を分泌し、それが信号となって消化と吸収の準備を始めるからです。その準備ができないと「突然栄養素が入ってきたけど何?」とカラダが混乱してしまい、サプリメントを不要な異物と判断して、排出を促してしまうことも。噛む動作なしでは、ディット(食べ物の消化・吸収で生まれる熱代謝)の上昇も期待できません。

同様のことは、たんぱく質飲料として知られるプロテインドリンクでもいえます。

とはいえ、食事だけでパーフェクトに整えるのは、時間的にも経済的にもハードルが高いものです。

いざというときはアレがあるから大丈夫! という意識でサプリを使うのが賢いつき合い方。精神安定にも役立ちます。

オススメはマルチビタミンとマルチミネラル

サプリのなかでもおすすめなのはマルチビタミンとマルチミネラル。栄養素はチームプレーです。単体では働かないので、複数入っているマルチ系のほうがいいのです。

美容系ドリンクでビタミン入りのものもありますが、特にビタミンA、D、E、K以外の水溶性ビタミンだと、飲んで数時間ほどで余分なものが排出されてしまいます。飲むと元気になったと感じるのは、ビタミンの働きではなく、含まれている糖分によって血糖値が上がったから、という可能性もあります。

コラーゲン入りのドリンクも魅力的ですが、どんなにいい成分でも肌の構造が整っていなければ効果は発揮されません。肌は、たんぱく質と脂質、アミノ酸などで構成されます。

栄養状態が乱れているときにこれらのドリンクやサプリを飲んでも、肌ではなく、生命維持や優先度の高い機能に使われてしまいます。

まずは日頃の食事で栄養状態を整えたほうが、肌のコンディションが整いやすく、ターンオーバーもスムーズに行われます。

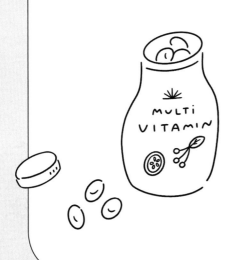

よくある質問　Q&A

ここでは、オンライン上やお客様からよくある質問にお答えします。

Q1　噛む回数はどうやって気をつけるべき？

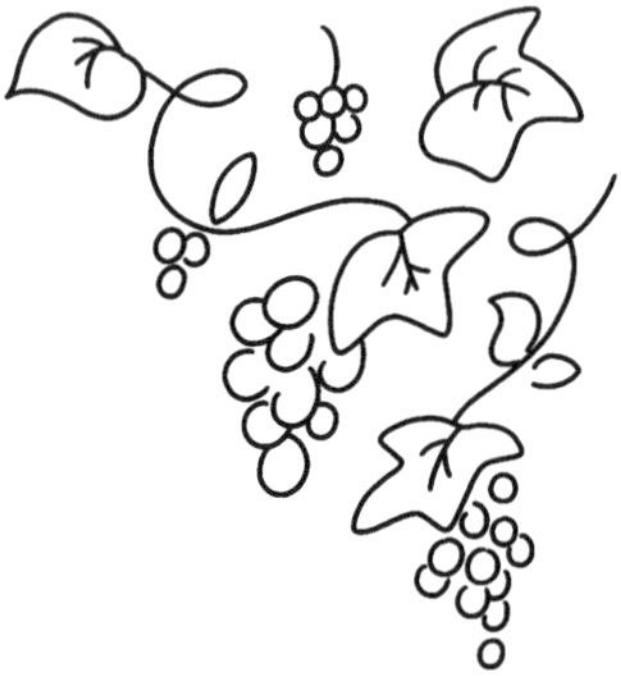

ゆっくりよく噛んで味わって食べると食べ過ぎませんよね。少量の食事でも、脳に満腹のサインが伝わりやすいからです。

厚生労働省の調査（平成21年国民健康・栄養調査結果）によると、肥満男性のうち、6割以上が早食い傾向。肥満でない男性よりもずっと多いそうです。早食いだと、脳に満腹のサインが伝わる前にどんどん食べてしまうため、食べ過ぎてしまうのです。

早食いで噛む回数が不足すると、唾液分泌が足りず、味を感じにくくなって、おいしさが半減します。さらに唾液の殺菌効果が期待できず雑菌が体内に入りやすくなり、腸内環境を乱してしまいます。雑菌が肝臓に達すると肝機能を低下させるとも言われ、口腔環境や噛む大切さは明らかです。

だからといって、1口20回も30回も噛むのは現実的ではありません。気にしすぎると、おいしい食事の範囲を超えてしまいます。

そこで、私のおすすめは、**いつも飲み込んでいるタイミングから「あと5回噛んでみよう」**です。

よく噛むことで唾液の分泌がよくなり、消化と吸収が促進されることはもちろん、口腔環境も整います。

自宅で調理する際は、素材を大きめにカットするのもおすすめ。きんぴらや味噌汁の具材も、スライスではなく乱切りにしてみる日があってもいいでしょう。

Q2　野菜のとりかたのコツは？

厚生労働省が推奨する1日の野菜・きのこ・海藻の摂取量は合わせて350グラム。生の状態なら、両手で3杯分、加熱した状態なら片手で3杯分が目安になりますが、なかなかそんなに食べられませんよね。コストも料理する手間もかかりますし、野菜類を優先してたんぱく質を食べる余裕がなくなったらバランスは崩れます。

実際のところ、日本人の平均摂取量は300グラム以下と言われます。平均にも届いていない人も少なくないでしょう。そこで野菜・きのこ・海藻は、質を上げてとることをおすすめします。

具体的な方法は、次の3つ。

①栄養価が高い旬のものをとる

栽培技術の進化で一年中入手できる野菜が増えましたが、おいしくてビタミン・ミネラルの含有量が高いのは旬の季節です。

ホウレンソウのビタミンC含有量は、旬の冬と夏では3倍の差があります。トマト、ニンジン、ブロッコリーも季節ごとの栄養の変動が大きいとわかっています。いずれの野菜も、旬のβカロテン量は旬でないときに比べて約2倍以上です。

② 単色野菜よりも栄養価が高い緑黄色野菜をとる

厚生労働省も、野菜類の推奨量の350グラムのうち、120グラムは緑黄色野菜でとることをすすめています。それだけ緑黄色野菜は栄養価が高いと言えるでしょう。加熱しておひたし、数種類を入れた具だくさんスープなど、工夫次第で量をとりやすくなります。ほうれん草には鉄の吸収を妨げるアク成分が含まれるので、下茹では欠かせません。買ってすぐに茹でてカットまで終えておくと、忙しい日の味方に！お惣菜を買うときも、サラダという言葉で選ぶのでなく、栄養価を考えて選びましょう。

③スプラウト野菜を積極的にとる

スプラウトとは野菜の芽のことで、ブロッコリースプラウトやカイワレダイコン、ベビーリーフなどのこと。芽の部分には、成熟した野菜よりも栄養が凝縮されて含まれています。肉や魚のおかずに散らしたり、サラダに加えるほか、納豆や豆腐の薬味にするのもいいでしょう。

ごま油やオリーブオイルと塩でさっと和えるだけでつけあわせになります。油と合わせると、脂溶性ビタミン（A、D、E、K）の吸収率がアップします。

Q3　原材料表示を見るポイントは？

加工品（肉や野菜などの自然の食材以外）を買うときは、原材料が書かれた原材料表示を見て買うようにしましょう。

見るポイントは、順番と内容と数の３つです。**含有量が多い順に書く**と法律で決められています。例えば同じ豆腐でも、大豆と凝固剤（にがり）以外に、消泡剤という添加物が入っているものがありま す。消泡剤は豆腐を作る際に出る泡を消すために使用されます。昔ながらの製法では漉すことで泡を消しますが、その工程があるとコストが高くなってしまうので、大量生産をして安く売るために消泡剤を使うわけです。

コスト、保存など生産の都合で追加される材料があるのです。原材料がシンプルなものほど素材そのものの味を感じられます。無理のない範囲で選択基準に

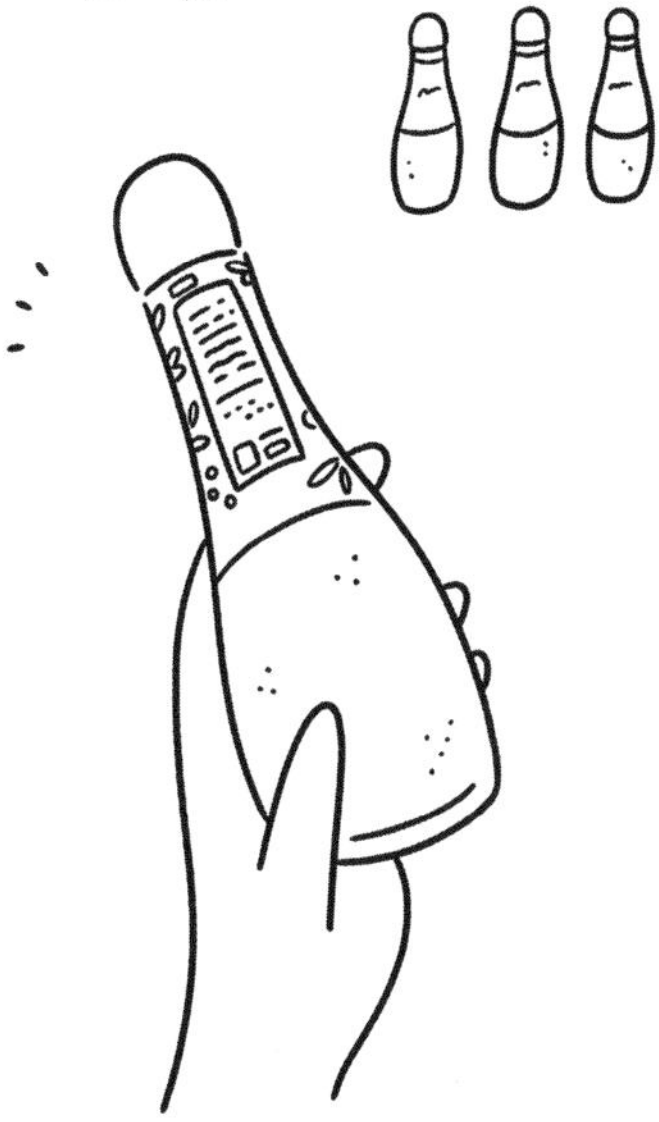

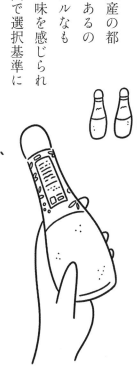

取り入れてください。

ヨーグルトは本来、生乳や牛乳などの乳製品のみ。味噌なら大豆と塩。プリンは牛乳、卵、砂糖が必要な材料です。「それ以外に何が入っているか」を見ることが、「食品の本質を見極める力」。

ラベル内の添加物名でよくわからないものが極力少ない商品を選ぶだけで、食事の質が上がり、不要な添加物を減らせます。

Q4　献立がマンネリ化してしまいます……

毎日何を作ろうかと頭を悩ますお母さんに限らず、自炊のレパートリーを増やしたいけど、ついいつもと同じものを作ってしまう人は多いでしょう。そんなマンネリ化を脱する方法を紹介します。

買い物編

買い物にも人それぞれのクセがあります。いつも買わない食材を選べたら、それだけで脱マンネリ。ポイントは、次の４つです。

①スーパーの回り方を変える

いつもと同じスーパーでも見え方が変わり、新しい食材に気づきやすくなります。意識しないと、同じルート、同じコーナーの同じ段しか見ないで買い物してしまいます。脱マンネリには、買い物かごの中身から変えること。

逆回りにしたり、家族や友達が一緒だと、自分で選ばないものにも目がとまりやすくなります。

②旬の食材を積極的に買う

店頭や棚の手前には、旬の食材が平積みされることが多くあります。そこから選べば、自然と季節ごとにバリエーションが増えます。

普段行かないスーパーや百貨店の地下をのぞいてみるのも新鮮です。地域の特産品売り場でも、旬の食材と出会いやすいでしょう。

③ 乾物売り場など、いつも行かないコーナーに行く

普段、乾物コーナーは回りますか。手間がかかる印象で多くの人が避けがちですが、春雨や切り干し大根、高野豆腐などは、水につけて戻せばいいだけ。野菜や豆腐の場合、干してある分、栄養価が高く、旨味成分も豊富です。

④ 旅行先でも買い物を

その土地でしかとれない食材があれば、ぜひトライしてみましょう。その際、店員さんにおすすめの食べ方を聞くのを忘れずに。同じ食材でも、味や風味、食感が違ったりと、いつもと違うおいしさに出会えます。

調理編

いつものメニューも、ほんのひと工夫で味や食感に変化がつき、料理の印象をガラリと変えることができます。ポイントは、次の4つ。

①薬味や香味野菜をトッピング

味噌汁にすり下ろしたショウガや小口切りの万能ネギ、千切りのミョウガをトッピングすると、さわやかな風味が加わって、味わいが変わります。サラダや冷奴には、大葉などの香味野菜を刻んで加えると味に広がりが出ます。ごまやごま油と合わせるだけでも、コクが増します。

②食材の切り方を変える

きんぴらといったら、千切りやささがきと思いがち。大きめのスティックや乱切りにすると、食感と調味料のからみ方も変わるので、味わいも変わります。

サラダでも、レタスを千切りにしたり、キャベツをちぎるなどいつもと違う切り方を試してみてください。

きのこ類は、細かく分けてソテーする場合もあれば、二等分など大きめに分けて両面に焦げ目をつけて焼く、などパターンを変えられます。

レンコンは、切り方で印象がガラリと変わる代表格。スライスして炒めるとシャキシャキとした食感に。厚めに切ってフライパンでじっくり蒸したりオーブンで焼くと、ホクホクとした芋のような食感を楽しめます。

③定番メニューの食材を変える

肉じゃがに鶏肉を使ったり、餃子の具に使うキャベツを白菜に変えてみたり。ポークカレーが基本なら、ビーフやチキン、シーフードに変えるなど。それだけでバリエーションが増えます。カレーはメイン食材を2種類使うと、味に深みが増しますよ。

④いつもの醤油ではなく塩で食べる

ビーフステーキやチキンソテーでは、いつもが醤油なら、塩やわさびに変えてみてください。ちょっとぜいたく価格の塩だと、肉の味がワンランクアップ。同じように、ちょっといい七味や山椒もあると風味が加わって、味わいが変わります。

Q5 お酒のおつまみにおすすめなのは？

お酒の席でも、たんぱく質リッチを心がけてください。

居酒屋には、刺身や焼き鳥、焼き魚、豆腐など、たんぱく質を使ったメニューがたくさんあります。中でもおすすめは、

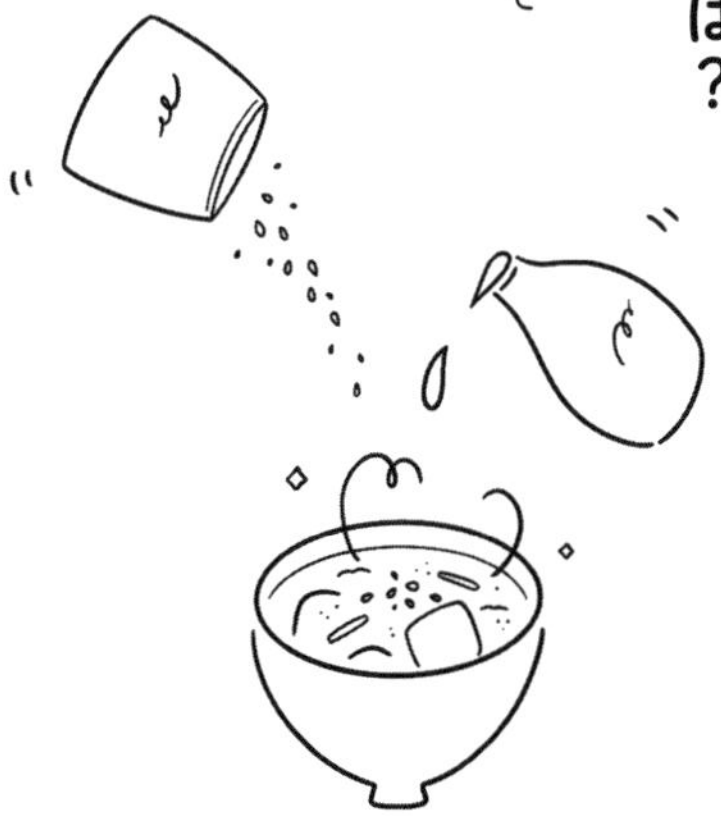

アルコール分解に必要なビタミンＢ１が豊富な豚肉や大豆製品。ナッツもビタミンが豊富です。

お酒を飲むと少食になる人がいますが、空腹で飲むと胃を素通りして小腸に流れ込むので、アルコールの吸収が速くなります。濃いお酒の場合は吸収がさらに速まり、血中アルコール濃度の上昇も加速してしまいます。

食事やおつまみと一緒に飲むと胃に留まる時間が延びるため、吸収がゆっくりになり、血中アルコール濃度も低く抑えられます。

悪酔いを防ぐためにも、お酒の席では水とセットで、きちんと食べるようにしましょう。

こちらの
サイトで
たんぱく質リッチ
なレシピを
紹介中！

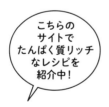

第3章

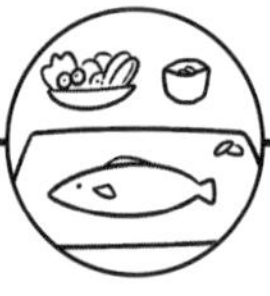

たんぱく質リッチ

まとめ

1.「たんぱく質リッチ」を意識する

〈たんぱく質リッチで整う7つの理由〉

・カラダとココロの土台は「たんぱく質」

・動物性たんぱく質食材（お肉、お魚、卵など）はビタミン、ミネラルの供給源

・ディット（食事誘発性熱産生）でからだの内側から代謝をあげる

・筋肉が美しいボディラインや卵巣機能を守る

・1日約10分のズレが生じる「体内時計」のリセット効果があり、パフォーマンスと体型コントロールを支え眠りの質を高める

・体内の「鉄不足」を改善して、甘いもの依存から卒業できる

・女性が気づかぬうちに陥りやすい貧血を予防できる

※血液検査の際は「フェリチン／貯蔵鉄」を項目に追加しましょう

2.たんぱく質リッチ実践ポイント

①種類を意識する

肉（鶏・豚・牛）

・ローテーションでとる。牛なら赤身が多い部位を意識。バラ肉には注意。

魚

・切り身はもちろん、トッピングで使える缶詰やしらすなどを取り入れる

卵

第3章

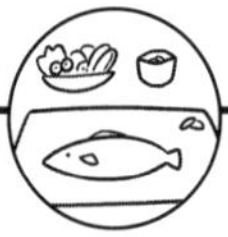

たんぱく質リッチ

まとめ

・ゆで卵、目玉焼きをはじめ、トッピングでも利用できる（1日1〜2個食べても大丈夫）

※疾患の治療中などで食事制限のある場合は主治医にご相談を

②量を意識する

・毎食のたんぱく質食材は「手のひら一枚分」（女性の場合は100〜120g）。

③その他

・理想は3食均等にとれることだが、1日、または2、3日で調整すればOK。

・たんぱく質は消化にエネルギーを使うため、食欲がないときは豆腐や脂身の少ない種類を選ぶ、または無理して食べない

第4章

体型変化との向き合い方

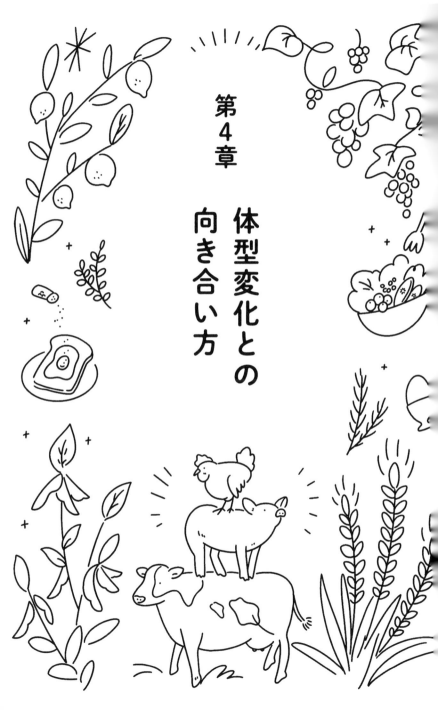

食事が恐怖の対象でしかなかった過去

かつて私が無理な食事制限を繰り返すダイエッターだったころ、数々の不調に陥って薬が手放せない時期がありました。

努力するほど悪くなる体調と体型に、苦くて悔しくて……という状態が、なんと8年も続きました。

この章では、そんな私の黒歴史について詳しくお話ししながら、そこで学んだことをお伝えします。ダイエットに限らず食事を整えるうえでも役立つことがあると思います。

カロリー制限のワナ

私がダイエットを始めたのは、高校3年生の夏に部活動のバスケットボール部を引退した時でした。現役時代の食生活をこのまま続けたら太ってしまう……ふとそんな恐怖心が芽生えたのです。

当時の身長は156センチ。体重は45キロ。体重も今とさほど変わりませんが、腹筋がきれいに割れていたほど筋肉量が多かったので、かなり細い印象だったと思います。

体型を維持しようと、流行だったカロリー制限でダイエットをしました。3食のうち1食をダイエット食品やドリンクに置き換えたり、りんごやバナナだけを食べる単品ダイエットなど、それはもういろいろと試しました。

そう、**当時の私は、太るのがとてつもなく怖かったのです。**

にもかかわらず、それらのダイエットはまったく効果がありませんでした。運動量が極端に減ってしまったから、という理由だけではありません。普段の食事すらきちんととらずにカロリー制限をしている一方、甘いものはやめられなかったからです。糖をとりすぎて水分がカラダにたまり、常にカラダがむくんでいました。

高校卒業時は、3キロ増加。たった3キロなのに、当時の写真は今でも見たくないほど顔がパンパンにむくんでいます。

当時の私は、パティシエを目指すほど甘いものが好きでした。カロリーカットのダイエットが流行っていたため、制限カロリー内ならどれだけ甘いものを食べても大丈夫だと思い込んでいて栄養バランスを意識できる知識も発想もありませんでした。

糖質は保水性が高く、その特徴は料理にも応用されます。体内で砂糖が水分と手をつなぎ、それが過剰になると、むくんでしまうということです。

糖質を極端にカットした食事を続けると、すぐに体重が減りますが、そこで減っているのは脂肪でなく、水分なのです。

部活時代は、3回の食事では足りず、合間にパンやお菓子を食べていました。引退後は、その間食をやめればよかっただけ。**「ダイエット」「痩せる」という**

言葉に翻弄されて、そんな単純なことがわからなくなっていたのです。

食べる＝太るという恐怖

短大に進学しても、相変わらず太るのが怖くて、標準体重にも関わらずダイエットを続けていました。料理と栄養学にはもともと興味があったため、食物栄養学科へ進学。そこで栄養の勉強を始めたものの「普通に食べたら太る」という恐怖心は拭えず、カロリー制限や置き換えダイエットを止められませんでした。

1日1食は置き換えダイエット。お昼は手作り玄米弁当。おやつはチョコレート2粒と微糖の缶コーヒーだけ。

これだけやっても、体重はいっこうに減りませんでした。

管理栄養士の資格のために四年生大学に編入すると、膨大な課題、模試の対策、授業についていく大変さからストレス太りをし、ついに50キロ台に突入。最終的には56キロに。身長を考えると標準的な体重ですが、カラダが重く、体調も悪化して、1年弱ものあいだ生理が止まってしまいました。

栄養学に魅了されていたので、大学を辞めたいと思ったことはありませんでした。ただ、今ならもう少し力を抜いて、体調に寄り添えたらよかったのにと思えます。

朝は、キリキリとした胃の痛みで目が覚め、常にお腹が張っていました。まるで妊娠中みたいにポコンと張り出したお腹を鏡で見るたび、泣きなくなる日々。カロリーを考えて、こんなにも食事を我慢しているのに、なんでこんな体型なんだろうと……。私は何をしてもダメなんじゃないかと、どんどん自信がなくなりました。

お腹の痛みと張りで呼吸をするのも苦しく、座っているのが苦痛なほどでした。病院で精密検査を受けても原因不明。漢方薬を飲んでも回復せず、どこへ行っても「ストレスだからなんともない」「疲れがたまっているだけ」と言われ……。

「こんなに痛いのに、なんともないわけない！」と泣き叫びたくなりました。まさに真っ暗闇の中に独りぼっちでいる気分。

気休めとはわかっていても、当時処方された漢方薬をやめたらさらに悪化するのではないかという不安で飲み続けていました。

私が悩まされていた症状は、大学の授業中に、ストレスからおきる**「過敏性腸症候群」**だと自分で気づきました。このときつくづく、**自分のカラダのケアは、自分で責任をもつしかない**ことを実感しました。そのための感覚を磨くことが大切なのだと。

原因となっていたストレスからは、簡単に逃げられるものではありませんでしたが、この経験でかけがえのない気づきを得られたのです。

目的を目標にすりかえないこと。
体重と間違った付き合いをしないこと。
食事を楽しめない方法は手放すこと。
そして、**カラダとココロはつながっていること。**

これが、管理栄養士である私の軸となりました。

体重を目的に据えない

ダイエットをしている人の多くが、体重や体脂肪を落とすことを目標にしています。「5キロ減らしたい！」「体脂肪を5％減らす！」という数値をかかげると、一見ゴールが明確になったような気がします。

でも、それはひとつの目安にすぎません。なぜなら、**体重、体脂肪の数値だ**

けでは、心身の健康や美しさは測れないからです。

ダイエットでは、数値よりもカラダのラインなど見た目を大切にするべきです。

それと当時に大切にしたいのが、**痩せる目的や理由**です。今の体型のままだとだめな理由、痩せたらやりたいことなどを、自分のなかではっきりさせておきましょう。

自分に自信を持ちたい、いつも笑顔でいたい、体型を気にせずおしゃれを楽しみたい、キレイなお母さんでいたい、休日はダラダラせず、趣味の時間を充実させたい、食事を楽しめるようになりたい、疲れにくい体になりたい、歳を重ねてもやりたいことに挑戦したい……ｅｔｃ。

痩せた先に求めるものこそ、ダイエットの本当の目的で、成功のカギはここにあります。

どうなりたいかを描けたなら、体重の変化が緩やかでも、焦らずに続けられるのです。

小さな変化に気づけると、その都度自信を感じられ、モチベーションが維持できます。今まで指導した全員、もれなくそうでした。

ところが数値だけにとらわれていると、疲れにくくなった、朝スッキリ起きられる、不調が減ったなどの小さな変化を見落としてしまいます。

そんなことにならないために、次の質問で本当の目的を明らかにしましょう。

この方法は「食行動を整える」がテーマでも応用できます。

1　自分に「なぜ?」と問いかける

・なぜ、ダイエットをするの?
・今のままでは、なぜダメなの?
・ダイエットを経て手にしたいものは?

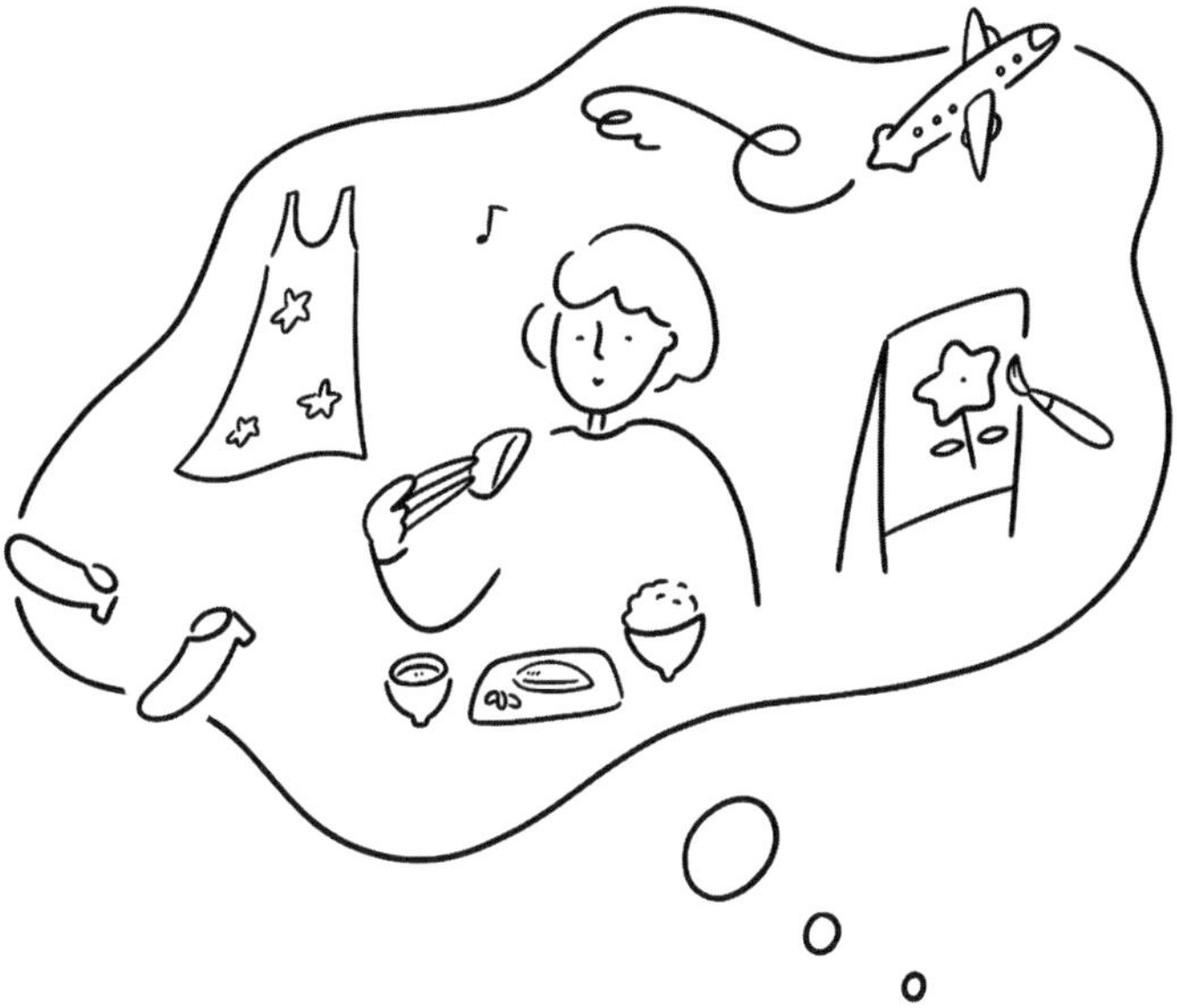

2　ダイエットに成功した時の自分の状態をイメージする

・どんな体型に変わった？
・体調はどう？
・気持ちの変化は？
・毎日、どんな風に過ごしている？
・食事はどんなものを食べている？
自炊と外食の割合は？

3　ダイエット後にやりたいこと

・体型や体調のせいでできないと思いこんでいることはありませんか？

・一週間、一カ月の時間の使い方は変わりますか？
・着たい服、身につけたいものは？

こうなりたいという目的は、誰かに決められるものでなく、自分のものさしで決めるもの。

自分を見つめ直すつもりで、できるかぎり正直に、そしてわくわくニヤニヤするくらい楽しんで考えることが大切です。

「体重計の奴隷」にならないで

ダイエッターだった私は、体重と体脂肪率を毎朝と入浴時の2度測り、わずか数百グラムの変化に一喜一憂していました。

自分で折れ線グラフを作成し、暇さえあれば見返して痩せない理由を考えて悶々としていました。

今思うとばかばかしいのですが、**朝の体重がその日のテンションを決めていたと言えるくらい、数値に振り回されていたのです。**

少しでも数字が減っていてほしいから、計測前は水を飲むのも控えたり。その様子はまさに「体重計の奴隷」。しかしお客様の中にこのような人はけして少なくありません。

雑誌や広告などで、身長は明かさずに体重や減量数だけが書かれた情報を見て、急激なダイエットや細すぎる体型を良しとする傾向が見受けられます。こうなると、アイコンとなるモデルや女優の体重や体型の数値を目標にしたくなるのも無理はありません。

体重の数字よりも圧倒的に大事なことは、見た目と体調の変化です。

体重が減ってもむくんでいたら太って見え、凝りや疲れが溜まっていたら体は重く感じます。これではただ数字だけが減っても意味がありません。**数字だけ追いかけるのは気力と体力、持久力をいとも簡単に消耗してしまうのです。**

もっと健康的で美しく、自信を持てる自分であるためにエネルギーを使いましょう。

今の私が体重を計るのは、月に1回程度。月経が終わり、カラダが軽く、さらに今日はいい感じ、という日を選びます。体重はあまり気にしないかわりに、体調には敏感です。

足や顔のむくみ、お

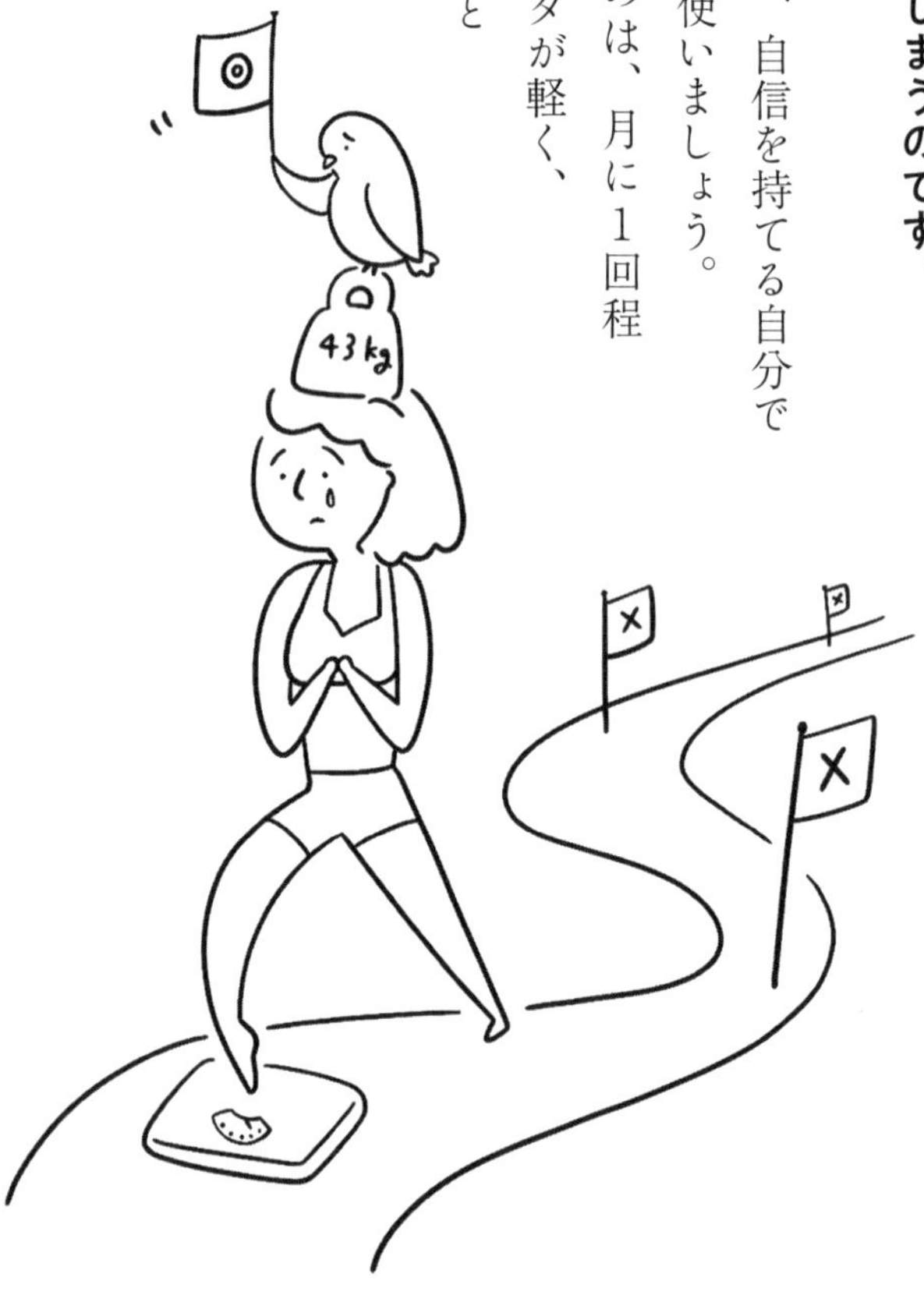

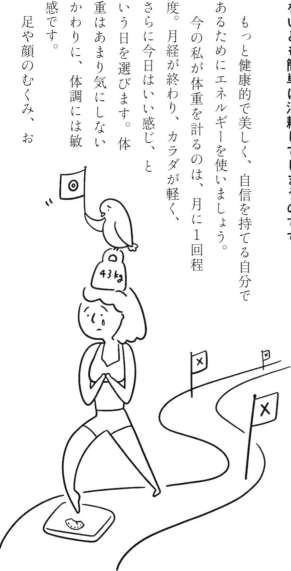

腹の張りがないか、呼吸が浅くないか、お腹がきちんと減るか、などを体調のバロメーターにしています。朝起きてだるかったら、前日食べた物の内容やココロの状態を振り返ります。

自分の性格に合わせて体重を計るタイミングを決めるのもいいでしょう。物事をロジカルに考えるのが好きで、数字でモチベーションが上がるタイプなら、毎日決まったタイミングに測りましょう。逆に、体重がちょっとでも増えていたらテンションが下がったり、ストレスに感じるタイプのかたは、1週間～10日に1回など、日を決めて測ることをおすすめします。

体重計の奴隷にならないための4つの真実

体重計の奴隷にならないために、脂肪・筋肉・水分に関する4つのことを理解しましょう。

1 「体重増加＝太った」ではない

月経周期によって、体重が増える時期があります。

月経前に1キロ前後増えるのは普通のことで、人によっては2〜3キロ増えることもありますが、脂肪が増えているわけではありません。月経前に増加するホルモン（プロゲステロン）の影響で、体内に水分を溜め込みやすくなるだけのこと。

いずれも一時的なこと。慌てる必要はまったくありません。

旅行や年末年始で食べ過ぎて3キロ程度体重が増えても、心配はいりません。いつもと違う生活リズムのせいで、内臓機能が低下して、便秘やむくみが起きている可能性があります。

その程度なら、ストレッチやマッサージをしつつ、栄養不足や偏りを整えると、自然ともとに戻ります。

2 筋肉は脂肪より重い

筋トレや運動を始めたり、たんぱく質リッチな食事に切り替えると、体重が増えることがあります。これは、筋肉がついてきた証拠。筋肉は脂肪よりも重いため、筋肉が増えて脂肪が減れば、当然体重は増えるのです。

脂肪と筋肉、どちらが多い体になりたいですか？

もちろん筋肉ですよね。筋肉は加齢とともに減っていきます。その意味でも体重にとらわれずに、筋肉を増やす意識が大切です。

また、男性とくらべ、女性は筋肉量が少なく、皮下脂肪が多めです。

その皮下脂肪は男性に多い内臓脂肪より燃焼しにくいため、痩せるまでに時間がかかることを忘れないでください。

3　筋肉は脂肪よりも体積が小さい

筋肉がつくとボディラインが引き締まるのは、筋肉は脂肪より体積が小さいからです。つまり、**同じ体重でも、筋肉が多いほうが引き締まって見える**、ということです。

脂肪が増えてくると体重の大きな変動がなくても、ボディラインがたるみやすくなります。

4　体重には水分量も関係する

体重の増減を見る場合、脂肪や筋肉だけでなく水分量が影響することを忘れずに。脂肪や筋肉の量は数日で簡単に変化するものではありません。

飲み過ぎたり食べ過ぎた翌日に〇キロ増えたと驚くことがありますが、それはほぼ水分。

ちなみに、お使いの体重計が5年以上前のものなら、精度が落ちている可能性が高いので、買い替えることをおすすめします。カーペットやマットなどの柔らかい素材の上で測ると数値が乱れるので、ご注意ください。

体型変化と月経の関係

月経前には、プロゲステロンというホルモンの分泌量が増える影響で、体内に水分を溜め込むだけではなく、食欲が旺盛になったり、無性に甘いものを食べたくなったりします。プロゲステロンは血糖値を下げる作用があるからです。内臓の動きも抑制するので、便秘やお腹の張りが起きることもあります。

そうした変化が起きるタイミングは、月経の数日前や、2週間ぐらい前の排卵期の時期など、個人差があります。

「いつもより食欲があるのは、ホルモンの影響だな」と月経周期と合わせて自覚すると、慌てず冷静な対応ができます。

もし食べ過ぎても、「おかげでイライラが収まって心穏やかに過ごせるわ！」とポジティブにとらえましょう。

自然な欲求を我慢するのは難しいことですから、ホルモンの影響で揺らいでいる時期に、自分に×をつけないでください。毎月くる月経のたびに、×だらけになってしまいます。

食べ過ぎの罪悪感を強く感じる人は、ストイックになりすぎないことがポイント。ジャンクフードが食べたくなったら「今はこれが食べたい！」というものをひとつ選び、高い満足感を得ながら食べるほうがよっぽど健全です。

ほかにも、「月経前は眠気が増す」「皮脂の分泌が盛んになって肌の調子が悪くなる」「便秘になる」など、ＰＭＳ（月経前症候群）と云われる様々な体調の変化が生じます。これらもすべてホルモンバランスの変化によるもの。

女性を悩ませるプロゲステロンですが、女性の体に欠かせないホルモンのひとつ。**日ごろから食事の栄養価を上げて、月経周期による食欲や体調の揺らぎが最低限になるコンディションを整えましょう。**

PMSや月経痛を抑制する鉄や亜鉛のミネラルのほか、ビタミンB6やB3（ナイアシン）の摂取を心がけるとより効果的でしょう。おすすめは赤身の肉や魚、貝類、乳製品、大豆製品です。

月経を利用して休む習慣をつける

月経とは何十年もつき合うものです。

無理をするのではなく、うまく利用しましょう。

月経が始まると、ホルモンの分泌バランスが変わります。すると食欲は収まり、肌の調子も整い、お通じもスムーズになります。

月経周期による変化を感じたら、少しペースダウンして、ゆっくり過ごす時間を持つようにするのがおすすめです。

私の場合、そろそろ月経が始まりそうだなと感じたら、できるだけ予定を詰め込みすぎないようにしています。リラックス系のヨガをしたり、入浴時間を長めにとったり、むくみを解消するためにマッサージをいつもより入念に。

いつも忙しく働いていて休みを取るのが苦手な人は、月経が始まりそうな時期には大切な予定や仕事を入れずに、なるべく休めるようにスケジュールを調整しましょう。「生理休暇」は労働基準法を根拠にした女性を守るための休暇制度です。

「あ、始まった。じゃあ今日は省エネモードでいこう」でいいんです。それも自分の体と心を労うこと。のんびり映画を観たり、本を読んだり、リラックスして過ごしましょう。

月経は
この1か月の通知表

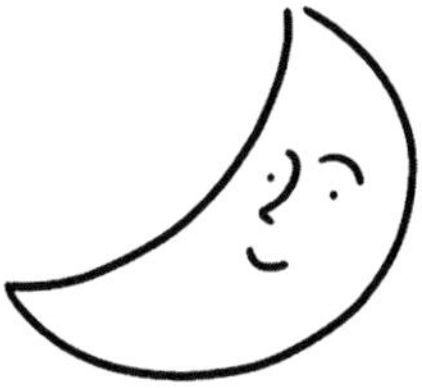

月経が「軽いとき」「普通のとき」「重いとき」の体調や食欲の変化について、客観的に観察して把握しておくとなおよしです。

　例えば、軽い～普通のときは板チョコ1枚で甘いモノ欲求は満たされる。でも重いときは2、3枚食べちゃう、ケーキをホールごと食べたい衝動にかられる、など。**基礎体温をつける**と、より正確に周期ごとの変化を把握できます。

　こうした把握で「最近周期が乱れているのは忙しすぎるせいかな」とか「月経痛が今までにない痛みだけど病院に行ったほ

うがいいかな」といった判断ができ、婦人科系のトラブルにいち早く気づけます。

これは月経がある大きなメリットです（※）。

忙しくて頑張りすぎたり、夜ふかしやジャンクなものを食べ過ぎるなどの不摂生が続いた翌月は、ＰＭＳも月経痛も重くなる、というかたが多いように感じます。食欲が旺盛になる、甘いものを欲する、眠気、便秘、肌トラブル、イライラ、うつうつなども悪化しやすいでしょう。

こうした変化はめんどくさいものですが、この1カ月をどうやって過ごしたか、振り返ることができます。

つまり、**月経は体の通知表**。その内容の良し悪しをジャッジするのではなくて、1カ月を振り返って、月経が重かったから翌月は自分を労ろう、と次の1カ月に活かしましょう。

普通もしくは軽いときは、自分を労りながら過ごせた証拠なので、この調子で今月もいこう、と思ってＯＫ。

月経がない男性は楽でいいなぁ、と思う人もいるかもしれませんが、**女性は月経があることで月に一度、自分の体と向き合える機会に恵まれている、と考えられます。**

※ＰＭＳや月経痛が、日常生活に支障が出続けるほど重い、月経周期が一般的な基準である28日〜35日から大きくずれている、あるいは、２カ月以上月経が止まっている場合は、必ず医師に相談しましょう。

いつも通りの食欲、運動量なのに、体重が減ってしまう場合。逆に、食べる量は増えていないのに、どんどん太る場合も、医師に相談を。甲状腺系の疾患や血糖値コントロールの異常の疑いが考えられます。

結果が出ない自分を責めない

いざ食生活を整えても、なかなか不調が抜けない、なぜか体重が増えてしまった、結果がでなくて、続けても無駄なのかなという不安や迷いに直面することがあります。

この悩みは、スタートして間もなく「みなさんが感じる共通の不安」と言ってもいいくらい、お客様からよくされる相談です。スタートして1～2カ月めが多いです。

自分を責めたり、もっとストイックになってしまいそうになったら、ぜひこの章を読み返してみてください。

頑張った分の結果を求めるのは当たり前ですが、先の章でもお伝えしたように、大きなカラダの変化には少なくとも2〜3ヶ月が必要。

そのことを忘れなければ、むやみに気持ちが振り回されなくなります。

大切なのは、まずは頑張った自分に○をつけること。

変わりたいと思って新しいことにチャレンジした自分を、肯定してあげてください。

ときどき失敗しても、落ち込まなくて大丈夫。

自転車、逆上がり、車の運転、料理や仕事のように、初めは何度も苦労をして失敗をして、コツを掴んで、いまでは自然にできるようになっていることがたくさんあります。

体型・体調管理、食事だって同じこと。

始めからすべてがうまくいくほうがまれだと考えていいのです。

食事や自分との付き合いは、この先も一生続きます。

あなたが今よりもっと笑顔でいきいき輝けるように、幸せな食事でカラダとココロを整えましょう。

理想体型の割り出し方

理想の体型は「体重÷（身長m）^{2}」で算出するBMI（体格指数）と体脂肪の2つの数値を使って把握するのがおすすめです。

左の図の横軸がBMI、縦軸が体脂肪率です。それぞれの数値から、今の自分の体型がどのタイプに当てはまるのか、チェックしてみましょう。

一般的な理想の体型は、真ん中の「健康美ボディ」の枠内です。BMIは19〜25、体脂肪率は女性は18・5〜27％、男性は12〜17％になります。

体型体格タイプ

体重と身長のバランスから算出する数値（肥満指数）

BMI計算式＝体重kg ÷（身長m）^{2}

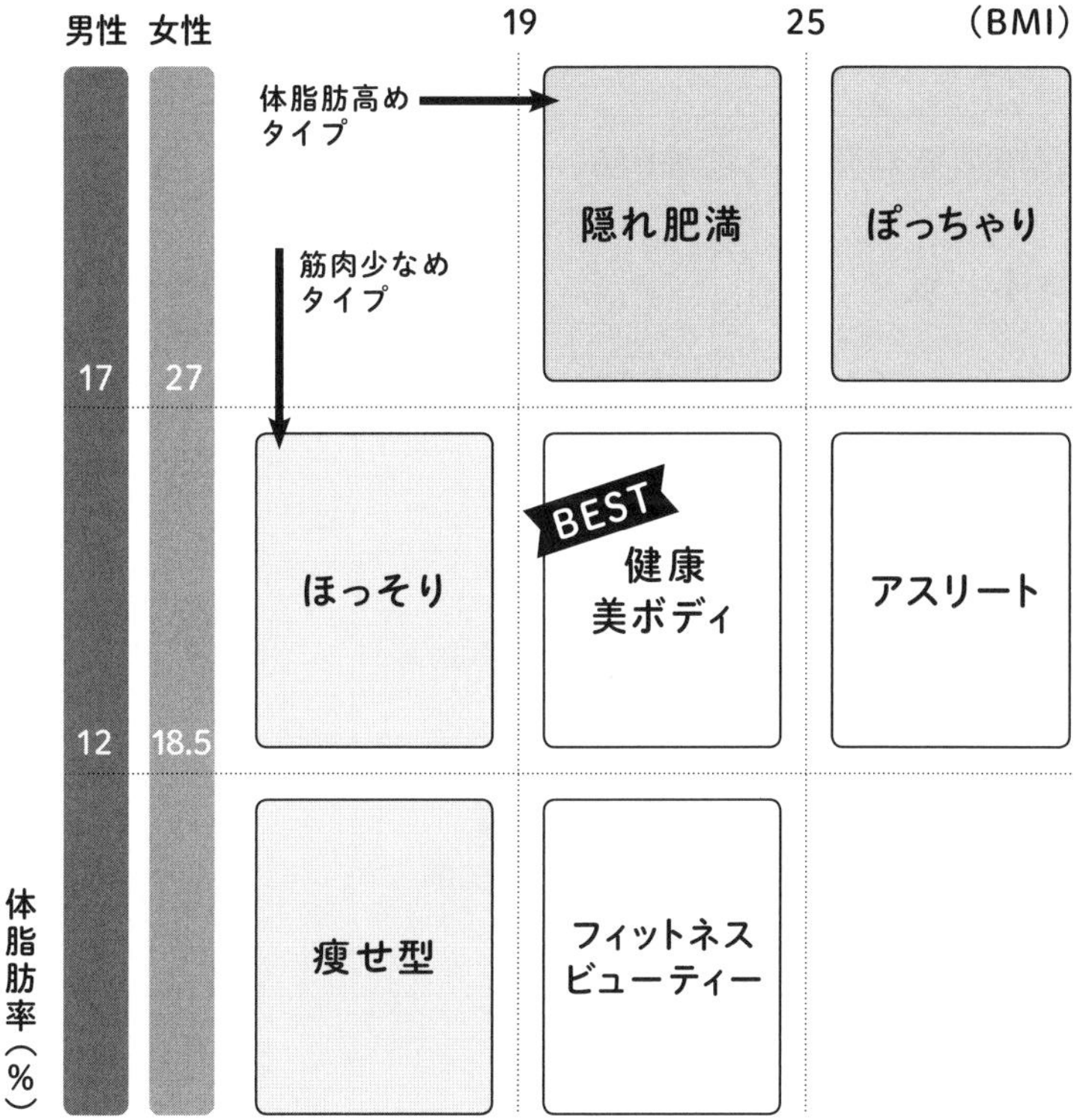

自分の理想BMIを
チェックして
自分の目指す体重の
「範囲」を割り出してみよう!

●理想BMI

●体脂肪率　　　～　　　%

理想体重計算式 ▶ 理想BMI × (身長m)^2

●体　重　　　～　　　kg

体型体格タイプ

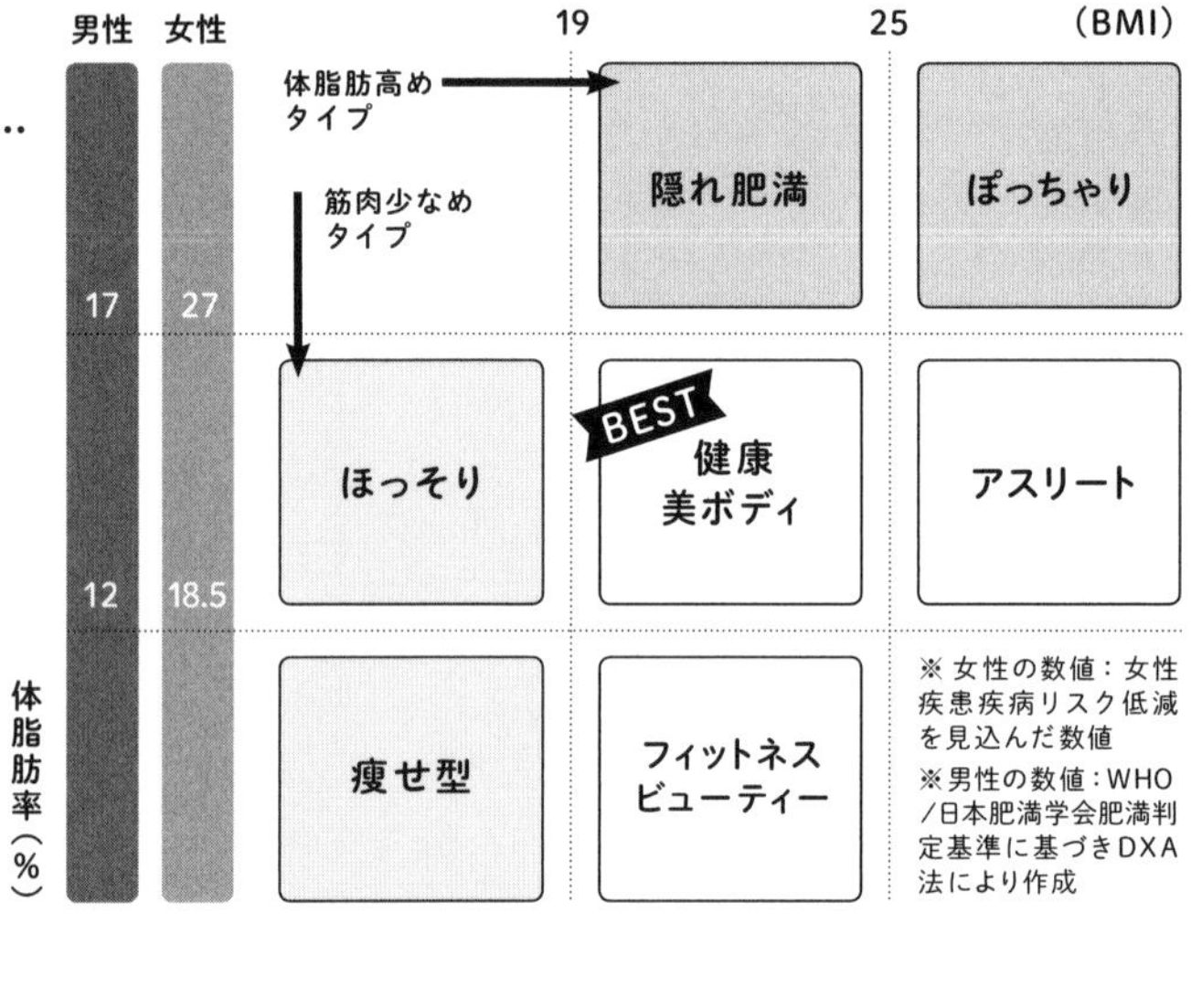

※女性の数値:女性疾患疾病リスク低減を見込んだ数値
※男性の数値:WHO/日本肥満学会肥満判定基準に基づきDXA法により作成

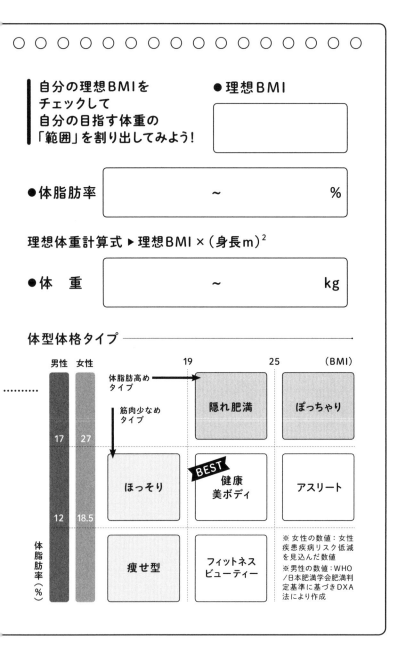

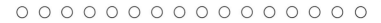

体型＆体格Check!　ワークシート

月　　日

- 体　重　　kg
- BMI
- 体脂肪率　　%
- ウエスト　　cm
- 体型タイプ

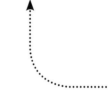

---

① 体重　体重の増減ペースは1ヶ月に1～1.5kg

② BMI　身長と体重のバランス／肥満指数

計算式：体重kg ÷ (身長m)^2

③ ウエスト　へそ上の1番細い部分を測定

自動計算HP▶▶▶
https://goo.gl/gLGZNe

ＢＭＩも体脂肪も下限の数値は、それ以上減らさないよう、上限はそれ以上にならないように気をつけたい数値です。同じタイプでも、数値には幅があるので、ボディラインや体調をみながら、ベストな状態を見つけてください。

女性は、年齢や月経周期による変化があることを忘れずに。

痩せ過ぎでも太り過ぎも、様々な不調や病気のリスクが上がってしまいます。数値の変化は体からのメッセージとして捉えて、体調管理にも役立てましょう。

「ぽっちゃり」タイプのかたは、体脂肪率・体重ともに高いため、食事量、運動量の両方で見直しが必要です。女性特有の疾患のリスクも上がるため、習慣から変えていきましょう。

「ほっそり」の枠に入る人は、見た目はスリムで理想的な体型に見えますが、ＢＭＩが低いことから筋肉が少なすぎることがわかります。冷えやむくみ、月経不順などの不調が起きやすい状態です。筋肉が少ないと、将来太りやすく、加齢とともにボディラインがたるむ心配もあります。

同様に、**「隠れ肥満タイプ」**もボディラインの締まりがなくなり、たるむ恐れがあります。スリムに見えても、脂肪が多いためです。

「痩せ型」タイプは、筋肉量、脂肪ともに不足している状態です。食事量を全体的に増やす必要があります。食べても太れない、という場合は体質的な要因もありますが、甲状腺の疾患などの可能性もあるため、検査をすることもおすすめです。

体脂肪が低くてＢＭＩが理想的な**「フィットネスビューティー」**は、アスリート級に引き締まった見た目です。この枠を目指したいという人も多いと思いますが、自己流でやると体脂肪を減らしすぎてしまって、月経が止まるなどのトラブルが起きかねません。専門家の指導の下で行いましょう。

また、体脂肪は理想的でＢＭＩが高い**「アスリート」**の人は、筋肉が多くてがっしりした印象に。筋肉は脂肪より重いため、つけすぎると関節などに負担がかかる心配が。こちらも専門家の指導の下で行うことをおすすめします。

第4章

カラダの変化との向き合い方

まとめ

・「食べる＝太る」はただの思い込み
「食事の楽しみ」を忘れないで
・体重や体脂肪の「数値」は1つの目安に過ぎない
数値より体調やカラダのラインを意識する
・体重をダイエットや食生活改善の目的にしない
「どんな自分でありたいか」を忘れずに、小さな変化を大切にする
・体重計の奴隷にならないための4つの真実
①体重増加＝太ったではない
②筋肉は脂肪より重い
③筋肉は脂肪より体積が小さい
④体重には水分量も関係する

・月経前に増える「プロゲステロン」の影響で食欲や肌の調子、胃腸の動き、体型が変わる
・月経をうまく利用する
月経リズムに合わせてスケジュールを調整して、休む習慣をつける
月経はカラダの通知表
・結果が出ない自分を責めずに「○」をつける
遠回りをしても、過程で得られた気づきを大切に
・体系管理は、ＢＭＩと体脂肪率の２つを意識する

おわりに

ここまで読み進めてくださったみなさま、ありがとうございました。

「食べること」には、その人の「生き方」が表れます。

食事を整える中で、どんどん輝いていくお客様をたくさん見てきました。食事が変わることで、その人の考え方、生き方まで変わってしまうのです。

「毎日のお弁当や食事。料理というのは、飽きないよう、健康でいられるよう、日々家計のなかでやりくりをしながら、想像以上の労力を必要とします。これから先、喧嘩の絶えない日もあるでしょう。ですが、彩子さんが作る毎日のお料理は、大切なご家族へのラブレターです。どうかそのことだけは忘れないで、箸をとってあげてください。」

これは、私の結婚披露宴で、知人が主人に向けて読んでくれたメッセージです。

いつも作ってもらう立場のかた。日々当たり前に出てくる食事へ、いつも作ってくれるかたへ、感謝の言葉を伝えてみてください。

私と同じでいつも作る側の皆さん。これからも食べる人の背中を押せるような、幸せな食事を作りましょう。

「おいしい食事」「幸福感を感じられる食卓」はあなたの大切な記憶と経験として、この先のあなたの背中をそっと、押してくれるでしょう。

迷ったり、悩んだりしたときに、ほっとできる食事があなたを癒してくれますように。

おいしい、温かい食事が笑顔を取り戻してくれますように。

本書制作にあたり、担当してくださった実業之日本社の杉山亜沙美さん、私の想いを存分にお伝えする機会をいただき、本当にありがとうございました。ライターの茅島奈緒深さん、豊富なご経験、時に読者目線での取材手法に支えられえ、想いを言葉にすることができました。

サラさんの素敵なイラストと、柿沼さんの素晴らしいデザインで、本というかたちにできたことがとても嬉しいです。

Office.K代表・プロデューサーの倉石友里子さん、出版のきっかけを作ってくださり、そしてまだ気づかぬ想いを引き出してくださり、ありがとうございました。

Keiko.Kさん、オリジナルメソッド、オリジナル診断創出にあたり、サポートくださり、ありがとうございました。

日頃から、私の活動を応援してくださっている「彩子オンラインカレッジ-SUNGRANT」メンバーのみなさん、そしてB-lifeのMarikoさん、Tomoyaさん、B-lifeオンラインサロンのみなさん、いつも本当にありがとうございます。

最後に、本書を手に取ってくださったすべてのみなさまとの出会いに、心より感謝致します。

管理栄養士　豊永彩子

豊永彩子 Ayako Toyonaga

米国NTI認定栄養コンサルタント。管理栄養士としての10年以上のキャリアを通し、個別カウンセリング、セミナーなどこれまでに1,000名以上の女性のサポートを行う。働く女性への実態調査・研究に携わりながら、個別カウンセリングやセミナー、オンラインサロン運営も手がける。自身の大幅な体質改善をきっかけに、食習慣は根底にあるその人の「体質」はもちろん「思考や性格」が影響していることに気づき、ホリスティック栄養学・食行動学理論・思考と脳のメカニズムなどの必要性を痛感。日々頑張る女性が自身の可能性を引き出し、輝くためのノウハウとして「スモールステップ食習慣」を考案。過度なダイエットやストイックな食生活を手放し、生涯食生活を楽しみ大切な人を守れるスキルを身につけられるよう食・栄養・身体のメカニズムなど幅広い視点での提案や指導を行う。フリーの管理栄養士として2018年より本格的に活動を開始。現在はNHKあさイチ、Tarzan、日本経済新聞等、多数のメディアにも出演・掲載され、健康関連商品のプロデュースや企業向けセミナー・栄養指導研修など活動の幅は多岐に渡る。

HP ● https://sungrant.jp/
Instagram ● ayako_toyonaga
オンラインcollege ●
https://sungrant.jp/online-salon/364/

たんぱく質リッチで
ムダ食い・肥えグセ・不安が消える!
整う食事

2020年2月10日　初版第1刷発行

著　者　豊永《とよなが》彩《あや》子《こ》

発行者　岩野裕一
発行所　株式会社実業之日本社
〒107-0062
東京都港区南青山5-4-30
CoSTUME NATIONAL
Aoyama Complex 2F
電話（編集）03-6809-0452
（販売）03-6809-0495
https://www.j-n.co.jp/
印刷・製本　大日本印刷株式会社

文　茅島奈緒深
イラスト　Sara Gally
デザイン　柿沼みさと
編　集　杉山亜沙美（実業之日本社）

ISBN 978-4-408-33903-0（新企画）